银龄时代——中国老龄社会研究系列丛书

杜 鹏 主编

社会照料对中国居家老年人家庭照料的影响研究

纪竞垚 / 著

U0235331

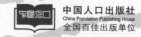

中国人口出版社
China Population Publishing House
全国百佳出版单位

图书在版编目（CIP）数据

社会照料对中国居家老年人家庭照料的影响研究／
纪竞垚著 . -- 北京 ：中国人口出版社，2019.12
（银龄时代 ：中国老龄社会研究系列丛书／杜鹏主
编）
国家出版基金项目
ISBN 978 - 7 - 5101 - 7019 - 5

Ⅰ . ①社…Ⅱ . ①纪…Ⅲ . ①老年人 - 护理 - 社会服

务 - 研究 - 中国 Ⅳ . ①R473.59②D669.6

中国版本图书馆 CIP 数据核字（2019）第 289440 号

社会照料对中国居家老年人家庭照料的影响研究
SHEHUI ZHAOLIAO DUI ZHONGGUO JUJIA LAONIANREN JIATING ZHAOLIAO DE
YINGXIANG YANJIU

纪竞垚　著

责 任 编 辑	张宏文	
装 帧 设 计	刘海刚	
责 任 印 制	林　鑫　单爱军	
出 版 发 行	中国人口出版社	
印　　　刷	北京柏力行彩印有限公司	
开　　　本	787 毫米 ×1092 毫米　1/16	
印　　　张	13.5	
字　　　数	200 千字	
版　　　次	2019 年 12 月第 1 版	
印　　　次	2021 年 1 月第 2 次印刷	
书　　　号	ISBN 978 - 7 - 5101 - 7019 - 5	
定　　　价	68.00 元	

网　　　址	www.rkcbs.com.cn
电 子 信 箱	rkcbs@126.com
总编室电话	(010)83519392
发行部电话	(010)83510481
传　　　真	(010)83538190
地　　　址	北京市西城区广安门南街 80 号中加大厦
邮 政 编 码	100054

前　言

　　长期以来,老年人的日常生活照料主要依靠家庭成员。然而,随着工业化、城市化带来现代化转型,传统完全依赖家庭成员进行家庭照料的功能逐渐下降。而近年来,中国大力发展社会照料特别是社区居家照料服务作为老年人日常生活照料的新兴力量,使得社会照料功能逐渐提升。在此过程中,社会照料逐渐介入到家庭之中支持家庭照料,其对家庭照料的影响是什么? 会不会替代(减少)家庭照料的利用进而减轻家庭照料负担? 国家大力发展社会照料是否会提高老年人的生活满意度? 如何在中国国情下匹配好家庭、社会照料资源?

　　本书主要关注"社会照料对中国居家老年人家庭照料的影响"问题。为了回答该问题,本研究主要从现状、过程和效果角度出发,回答:第一,中国居家老年人日常生活照料需求如何? 第二,现阶段谁来照料老年人,这些照料者角色谁更主要? 即中国居家老年人日常生活照料的角色介入主体和介入次序现状。第三,社会照料是如何慢慢介入到家庭之中的,其对家庭照料的影响如何,是替代还是补充作用? 对于不同社会照料类型、不同家庭经济禀赋以及不同健康状况的老年人而言,表现为替代作用还是补充作用? 即中国居家老年人日常生活照料的介入过程如何。第四,目前国

1

家大力发展社会照料,无论其对家庭照料是替代作用还是补充作用,最终目的是要提高老年人的生活满意度、提高其获得感。那么,社会照料的介入会否提高老年人的生活满意度? 即社会照料的介入效果如何。第五,当照料资源紧缺时,如何基于两者关系,并结合中国国情匹配好家庭、社会照料资源? 即从理论层面构建本土化的中国居家老年人家庭－社会照料模型,以更加精准地匹配照料资源。

通过中国居家老年人家庭－社会照料模型分析,本研究得出以下启示:一是,社会照料总体上可以减轻家庭成员照料负担,发展社会照料是中国居家老年人日常生活照料的必由之路。二是,精准匹配社会照料资源需考虑老年人主观能动性及健康状况、社会照料类型、家庭资源禀赋等诸多因素。三是,社会养老服务体系、照料政策等作用于个体行为时,需结合城乡发展实际并注重供求对接。

本书的创新之处体现在:第一,本书证实了社会照料可以减轻被照料者对家庭照料者的依赖,提高老年人的生活满意度,为中国大力发展社会照料提供了理论和实证支撑。此外,研究进一步将社会照料区分为医疗护理类照料服务和居家养老类照料服务进行研究,修正了以往国际诸多研究和国内研究将两者混为一谈导致结论和政策导向的偏颇。第二,本研究尝试提出了中国本土化的居家老年人家庭－社会照料模型。结合我国制度文化、养老观念和社会经济发展背景,从理论层面更加深入地认识社会照料与家庭照料的关系,为我国社会照料的发展和老年照料系统研究提供了理论分析框架,同时也为社会照料资源与家庭照料资源的匹配提供了政策导向。第三,研究方法上注重解决内生性问题,采用联立方程模型,使分析结果更加准确,帮助我们获得了更优化的理论模型。第四,将老年人的主观意愿纳入模型和分析,丰富研究视角,呼应积极老龄观。结合生命历程视角,强调老年人在照料过程中并非被动接受者,而是主观能动的主体。将老年人的主观意愿纳入理论模型构建和实证分析,丰富了老年照料研究中以老年人为核心的研究视角,并呼应了当下提出的积极老龄观。

本书在编写过程中得到了多方支持。感谢中国人民大学老年学研究所、中国人民大学国家发展与战略研究院和中国人口出版社的大力支持。尽管笔者尝试在撰写过程中力图考虑周全,但仍存在一些局限,希望广大同人批评指正,以便进一步修改和完善。

纪竞垚

2019 年 11 月

| 目 录 |

第 1 章

导　论

1.1　研究背景

　　长期以来,老年人的日常生活照料主要依靠家庭成员。然而,随着人口转变和工业化城市化带来社会的现代化转型,家庭规模小型化和家庭结构的变迁[①]、子女外出流动以及妇女在有酬工作与无酬照料之间的双重负担,都对家庭成员的照料支持能力提出了极大挑战(陆杰华、张莉,2018),使传统上大多依靠家庭成员照料的格局产生了照料危机(吕宝静,2001)。为缓解照料危机,弥补日渐式微的家庭照料功能,以满足老年群体日益增加的照料需求,照料主体逐渐由家庭成员转向社会化的照料服务(Van Houtven C H et al. ,2004 ,2008)(以下简称"社会照料")。在发达国家,探索家庭照料和社会照料之间的关系最初是为了了解社会福利系统框架下照料责任主体的转变以及由此带来的代际关系的变化(Janowitz B S,

---

　　[①]　越来越多的人不结婚或离婚、分居,同时出生率降低促使越来越多人到年老时无人照料。

1976),随后扩展到如何更加有效合理地介入和配置家庭和社会照料资源（Sun Z et al. ,2018),以提高老年人及其家庭的生活质量和获得感。

然而,不同于市场化程度和社会福利制度较为成熟完善的发达国家,我国作为发展中国家,一方面受传统家庭养老观念和孝道文化的影响,另一方面社会养老服务体系建设刚刚起步,特别是近年来中国政府大力发展社会照料作为老年人日常生活照料的新兴力量,尤其是受中国传统文化的影响,老年人大多选择居住在环境熟悉的家庭和社区内养老。因此,在政策制度和实践层面着力发展社区居家照料服务以减轻家庭成员的照料负担,满足老年人多层次、多样化的照料需求。一是在政策制度上强调完善"以居家为基础、社区为依托、机构为补充、医养相结合"的社会养老服务体系,实施长期护理保险制度,出台专项措施发展老年人照料服务和提高照料服务质量等（如国务院办公厅《关于制定和实施老年人照顾服务项目的意见》（国办发[2017] 52 号））;二是在实践中大力发展社区居家养老服务,积极引入社会资本为老年人提供上门护理、巡视探访、老年餐桌、上门做家务、日间照料等社区居家照料服务。由此则出现了一个有别于发达国家的问题:社会照料是如何介入到长久以来由家庭成员负担照料责任的老年人日常生活照料之中的,其介入会否减少被照料者对家庭成员的依赖,提高老年人的生活满意度?

对于社会照料对家庭照料的影响在我国老年照料研究中仍然是一个"黑箱"。对这一"黑箱"进行剖析,即探索社会照料与家庭照料的关系具有非常重要的理论和政策意义。在理论层面,现有对基于美国、欧洲、日本等发达国家家庭照料和社会照料两者关系的研究形成了理论层面的照料模型（Care Model）。然而,中西方社会文化、发展阶段等都存在巨大差异,国外的照料模型在中国社会情境下的适用性有待商榷。在中国语境下,社会照料在近年来得以迅速发展,在理论层面构建符合中国国情的本土化居家老年人家庭－社会照料模型对于探究照料模式的变迁具有理论意义。在政策层面,通过探讨社会照料对我国居家老年人家庭照料的介入过程,即进一步探究社会照料的介入会否减少被照料者对家庭照料的依赖,其对家庭照料是替代还是补充作用,以及在不同社会照料类型、家庭经济状况和老年人健康状况下两者的关系,对于实现照料资源的高效优质匹配、家庭－社会均衡和谐的老年照料政策、减轻家庭照料负担和包容性、可持续性的经济增长具有政策意义。

社会照料对家庭照料的介入或影响研究始于 20 世纪七八十年代的西方发达国家。然而,有关两者关系的争论至今没有停止,且研究结论莫衷一是。主要观点包括三类:一是替代论。其认为,大力发展社会照料会替代家庭照料功能、减少家庭照料的利用,最终取代家庭照料成为日益重要的养老照料方式(Cantor M,1979,1991;Greene V L,1983;Clark R E et al.,2001)。二是补充论。该理论认为,家庭照料者连接社会照料的决定并不会减少被照料者对家庭照料的利用,家庭照料仍是不可或缺的照料方式,社会照料仅起到补充作用,甚至会因社会照料的利用而产生教育效应进而促使家庭成员提供家庭照料(Liu K et al.,2000)。三是非线性论。该理论认为,社会照料对家庭照料的替代或补充作用并非一成不变的线性关系,而是针对不同类型的照料服务、照料需求和发展阶段,其介入过程不同。例如,对于专业化和技术性较低的社区居家养老服务而言,社会照料的利用并没有减少家庭照料,其作为家庭照料的重要补充;而对于专业化程度相对较高的医疗护理服务或机构照料而言,其能够替代家庭照料、减少对家庭成员的依赖。

本研究在厘清现阶段老年人日常生活照料需求的基础上,重点探究:①中国居家老年人日常生活照料的角色介入主体,即谁来照料老年人;②角色介入次序,即哪类照料主体更为主要、哪类较为次要;③社会照料对家庭照料的介入过程,即社会照料是如何影响家庭照料的,其对家庭照料是替代作用还是补充作用,对于不同照料类型、家庭资源禀赋以及不同健康状况的老年群体而言是替代作用还是补充作用;④社会照料的介入效果,即社会照料的介入会否提高老年人的生活满意度;⑤最后,将以上作为中国居家老年人日常生活照料的要素,运用结构功能主义理论和生命历程理论构建中国本土化的居家老年人家庭－社会照料模型。

本书的主要贡献在于,一是利用全国性调查数据探讨了社会照料对家庭照料的影响。研究发现,总体而言社会照料可以减轻家庭照料负担,但对于不同社会照料类型、老年人家庭资源禀赋以及老年人健康状况而言,社会照料对家庭照料的替代或补充作用有所差异。同时,社会照料可以提高老年人的生活满意度,以此深化现阶段对社会照料与家庭照料关系的认知,为当下我国大力发展社会照料提供实证支撑。二是在研究方法层面更加注重内生性问题,运用联立方程模型来解决社会照料与家庭照料之间的内生性,使研究结果更为准确。三是在理论层面构建本土化的中国居家老年人家庭－社会照料模型,为社会养老服务体系的发展和照料资源精准匹配等相关政策提供理论支撑,为老年照料研究提供中国视域下的理论分析框架。

1.2　研究问题

本研究聚焦于社会照料对居家老年人家庭照料的影响,从现状、过程和效果角度出发,具体回答以下几个问题:

一是从现状角度探讨现阶段中国居家老年人日常生活照料需求。既涉及客观层面老年人由于基本生活自理能力(ADL)失能或工具性生活自理能力(IADL)障碍造成的上述两种照料需求,也包括主观层面老年人的照料意愿。同时,也进一步探究了老年人对于社会照料的需求。

二是探讨老年人日常生活照料的角色介入主体和介入次序,揭示不同照料角色的介入现状和群体差异。在介入主体方面,重点了解现阶段谁来照料老年人,即老年人日常生活照料的主要照料者是谁? 有多少老年人的主要照料者是家庭成员? 其照料频率、群体差异是如何的? 有多少老年人使用过社会照料? 使用过哪类社会照料? 在介入次序方面,重点探究老年人日常生活照料的角色介入次序是如何排列的,即现阶段老年人的照料者中谁是主要的,谁是次要的,是否符合老年人日常生活照料的差序格局? 这种差序格局对于不同城乡居住地、性别、年龄、不同婚姻状态以及居住方式的老年人群的差异。

三是探讨社会照料对家庭照料的介入过程。重点讨论社会照料对家庭照料的影响,其对于家庭照料是补充作用抑或是替代作用,包括:哪类社会照料会替代家庭照料,哪类社会照料会对家庭照料起补充作用;社会照料往往会对哪类家庭产生替代作用,对哪类家庭产生补充作用;对于不同健康状况的老年人来说,社会照料对家庭照料的影响为何。对于该问题的回答可以引导社会照料资源针对不同类别的老年人及其家庭精准介入。

四是探讨社会照料的介入效果。重点探究社会照料的介入对老年人生活满意度的影响以及群体异质性,为当下中国大力发展社会照料提供实证支撑。

五是根据现阶段中国社会照料对家庭照料的介入主体、介入次序、介入过程、介入效果以及相关理论构建中国本土化的居家老年人家庭 – 社会照料模型,为完善中国老年人的照料制度,实现家庭 – 社会照料资源更精准地匹配、提高老年人的生活满意度和获得感提供理论支撑。

1.3　研究意义

社会照料,特别是社区居家照料服务对家庭照料的介入研究,无论对老年照料的理论研究框架的完善,还是对现阶段推进社区居家养老服务的政策导向和实践探索都具有较为深刻的意义。

1.3.1 理论意义

在发达国家,第二次世界大战以后,随着福利水平和社会养老服务体系的发展,老年照料的提供者由单纯的家庭成员转为了社会机构。然而,随着福利多元主义的推进和现实社会中人口老龄化加剧了照料成本的大幅提升,各国老年照料都游离在走向社会和回归家庭之间的权衡(刘柏惠、寇恩惠,2015)。为此,各国需要进一步厘清社会照料和家庭照料的关系,故在理论层面形成了多种照料模型。但是,中西方、发展中国家与发达国家在养老文化理念、养老行业发展、政府效能等方面具有较大差异。中国受传统儒家文化的影响,对于家庭照料及社会照料的诠释与西方社会情境下有较大差异。中国注重家庭、孝道、赡养责任,西方则注重个人发展;中国政府主导作用明显,服务推进时多为自上而下,西方一些国家政府主导力较弱,很多时候注重自下而上反映需求;中国的养老行业发展起步较晚,养老产业的发展受制于具有进一步发展空间的市场经济制度,而西方医养产业发展较为完善,已经形成了一整套成熟的行业标准与产业链。此外,虽然中国与日、韩等亚洲国家和华人地区在文化理念等方面具有一定的共性,但在产业发展、政府角色、社会经济发展程度等方面仍然存在差异。因此,在西方发达国家和其他华人地区视域下讨论社会照料与家庭照料之间的关系进而形成的照料模型往往在中国并不适用。

虽然中国自2000年已进入老龄化社会,但社会养老服务特别是社区居家照料服务的迅猛发展却是在2013年以后。特别是近年来,在理论层面探讨社区居家照料的文献有所增加,但仍未厘清社会照料与家庭照料的关系,也尚未进一步形成符合中国国情的照料模型,构建本土化的老年照料研究框架。

本研究则运用中国大型调查数据,分析社会照料对家庭照料的介入主体、介入次序、介入过程和介入效果,并基于此,结合相关理论在理论层面构建中国居家老年人家庭－社会照料模型,进一步深化老年照料的理论分析框架。

1.3.2　实践价值

1986 年,中国开始提倡一对夫妻生育一个孩子。在该政策的倡导和实施下,中国的家庭规模小型化、核心化。在经历 30 多年后,独生子女父母如今已进入老龄期。子女作为传统意义上的主要照料者,在现阶段迅速发展的经济社会和生存压力之下,长期照护自己的父母显得更加力不从心,也印证了"久病床前无孝子"(纪竞垚,2017)。而社会照料的发展无疑成为照料老年父母、减轻子女照料负担的重要力量。然而,社会照料对于家庭照料的介入过程仍不明晰,我们尚且无法明确地知晓随着社会经济的发展,何种社会照料可以替代家庭照料、何种社会照料对于家庭照料是一种补充、社会照料对不同资源禀赋家庭是替代还是补充作用,以及社会照料的介入会否提高老年人的生活满意度等。

对以上一系列问题的研究,有利于揭示当代中国社会老年照料的现状和介入实际,通过分析社会照料的介入过程,使家庭照料和社会照料合力提高老年人的生活满意度,避免照料危机带来的恐慌。同时,对于如何通过社会照料和家庭照料的平衡来提高老年人的照料效果——生活满意度,在照料资源紧缺的今天,具有重要的现实意义。

1.3.3　政策意义

近年来,中央和地方政府出台了大量政策完善社会养老服务体系、发展社会照料服务,特别是社区居家照料服务。然而,社区居家照料服务作为一种"新兴事物",其体系构建、服务利用以及供求对接等都是一个较为漫长的过程,需要探索渐进式的实现路径(刘柏惠、寇恩惠,2015)。在此过程中,通过探讨社会照料与家庭照料的关系,厘清两者的功能和衔接过程,为更好地实现家庭和社会照料资源的协调可持续分配具有以下政策意义:

一是,若社会照料在一定程度上替代了家庭照料,意味着利用社会照料可以减少对家庭照料的利用,即这种替代作用可以减少对家庭照料者的依赖,从而释放家庭劳动力。这就与一些发达国家由老年照料的过度社会化向回归家庭的政策导向不同,我国的社会照料服务体系仍然存在很大完善空间,通过大力发展社会照料服务体系来释放潜在劳动力,对于劳动力市场稳定和促进经济社会可持续发展具有政策意涵。

二是,若社会照料在一定条件下与家庭照料形成补充关系,即家庭照料和社会照料是共生的,社会照料的介入并未减少家庭照料的利用,则说明一些社会照料并不能独立发挥功能而减少家庭照料,家庭照料仍然不可或缺,则需要在发展社会照料的同时,结合家庭自身资源,与家庭实现沟通协调和良性互动共同发挥作用。

三是,通过探讨不同类型的社会照料对不同资源禀赋家庭的介入,以及针对不同健康状况的老年人,来进一步探讨哪类社会照料服务会替代家庭照料、哪类是补充作用等以进一步实现照料资源精准匹配的政策导向。

1.4　概念界定

老年人的日常生活照料是居家老年人养老的核心问题之一(杜鹏、王红丽,2014)。通常而言,由家庭成员进行照料和利用社会养老服务进行照料是老年群体日常生活照料的主要方式。在本研究的概念界定中,将家庭照料与社会照料的区分主要聚焦于照料劳动承担主体本身主要为家庭成员或由家庭成员以外的无孝道责任和情感关联的社会化服务,并不聚焦于照料服务背后的驱动力(如经济支持等)问题。

在研究对象的界定方面,本研究的对象聚焦于中国居家老年人,是指中国 60 岁及以上居住在家的老年人,其与入住机构的老年群体相对应,不包括入住在养老机构的老年群体,但包括接受日间照料服务的城乡老年群体。

1. 老年照料

世界卫生组织《关于老龄化与健康的全球报告》中指出,随着老年人年龄的增加,会产生很多潜在的生理变化,慢性疾病的患病风险增加,由此导致失能风险提升。但这种内在能力的缺失并不一定会限制老年人的功能发挥,其功能发挥还受特定时刻与他们所处环境之间相互作用的影响。例如,当老年人的日常生活需要帮助时可以求助强大的社会网络,或可及性高的社会服务。为此,为老年人提供照料服务则成为个体与环境和谐、实现健康老龄化的重要力量。

照料(Care)主要是指对人的直接照顾活动,例如帮助被照料者喂饭、洗澡,帮助其进行康复训练,等等。在老年照料(Elderly Care)中,通常会根据照料服务的地点和内容、服务供给主体、服务接受场域等划分为不同的老年照料类型。一是根据不同的照料服务地点及内容可分为医疗护理服务和个人生活照料服务。医疗护理服务是基于医疗模式,在医疗模式的假设下只有两种人是可以被治疗的:一种是患有严重疾病且必须住院治疗;另一种是可以自行去医院求医看诊。该类照料服务强调短期住院与医师照护,目的是去除急性健康问题。在大部分情况下,老年人自己处理健康照料。当他们感受到疾病症状时,人们第一个反应通常是休息或服用药物治疗。除非这些方法无效,他们才会寻求医疗护理服务。个人生活照料服务主要指针对不同程度能力丧失的老年人提供日常生活的照料服务,包括吃饭、穿衣等基本日常生活能力(ADL)的照料和做家务、打电话等工具性日常生活能力(IADL)的照料,其目的是降低慢性病等带来的负面影响、进行功能维持,通常涉及较长时间的照料。二是根据不同的服务供给主体可分为正式照料和非正式照料。正式照料主要的提供主体包括政治和经济制度(如决定老人可获得何种权利的健康政策、住宅制度、安全制度、交通制度、福利政策等)、社会服务机构、基于地缘种族而结合的人民团体(如宗教、社会团体、邻里团体)等,正式照料依据科层制运作的结构特性,强调成员以技术性支持提供服务。非正式照料的提供主体通常为亲属、朋友等,注重成员终生的或长期的承诺,用爱和责任激发成员(Robert C et al.,2012)。三是根据服务对象接受场域可分为补充性、支持性照料服务及替代性照料服务。补充性、支持性的照料服务包括餐饮、家务、日间照料、巡视探访或喘息服务等社区居家养老服务;替代性服务如机构照料等。上述服务类型从表面上看似乎是依据服务对象接受服务的场域加以划分,但就服务的实际供给情况来看,一个照料服务机构本身可能同时提供居家式、社区式或机构式三种服务(例如大型养老机构或日间照料中心也可能同时提供居家服务)。这种照料服务分类考虑到照料服务的连续性光谱的概念(A Continuum of Care),事实上也隐含服务内容本身在规划或执行上的周延性和完整性,借以满足不同家庭功能特质或个人需求。

照料服务属于服务业的一环,既具有一般服务业所具有的特征,也存在养老服务的特殊性。首先,服务具有无形性、不可存储性、服务差异性、服务过程中的顾客参与等(刘丽文、杨军,2005)。老年人作为服务对象与一般服务业的服务对象仍有差异。由于服务对象的特殊性,除了必须聘任专业技术人员以外,服务提供的范围与收费等也必须符合相关政策与制度规定。因此,相较于其他服务业,照料服务除了具备服务业的基本特征之外,还包括高公益性及高风险性等特征。其次,照料服务不仅是单纯地提供基本日常生活服务,而且必须纳入老年人的生活文化思考,考虑老年人的个别喜好,照料必须兼具连续性、综合性、多样化和个性化(吕宝静,2001)。就老年照料服务的性质而言,照料是通过人力提供的服务,必须利用大量直接从事照料的居家照料服务人员(Home Helper)等。因为照料服务工作大都无法完全机械化,必须靠服务人员的双手提供,所以无法大量规模化生产。照料服务产业属于耗费人力、依赖劳动力的人力密集型产业,因此人力资源费用较难降低。如若为了提高经营效率、强行人为压低人力成本,很有可能导致服务质量下降。因此,照料人才充足且人力资本提升是照料服务运营管理的重要议题。

在名词的使用上,本研究使用"照料"一词。目前,在中国老年人照料的说法上,主要包括照料、照护、照顾、护理等。其中,"护理"主要倾向于通过专业化的医疗手段进行医疗护理;"照料"多用于强调日常生活的照料服务;"照顾"与"照护"通常既包括老年人日常生活的照料,也包括医疗护理。"照护"在近年来使用较为广泛,例如"长期照护"等。本研究主要使用"照料"一词主要出于以下几点考量:一是本研究的重点在于居家老年人的日常生活照料服务,而非专业性、技术性非常强的强调急性护理的医疗服务;二是虽然研究将社会照料服务分为医疗护理类照料服务和居家养老类照料服务,但此处的医疗护理类服务仅指较为简单的上门护理、上门看病等居家服务,而非在医院使用大型器械的专业化医疗护理服务;三是承袭中国本土研究传统,例如"老年人日间照料中心""老年人日常生活照料"等说法,将文中的说法统一为"老年照料"。

在本研究中,老年照料是指各照料供给主体(如家庭成员或社会照料服务主体)为基本生活自理能力或工具性生活自理能力需要帮助的老年人提供日常生活照料服务,如喂饭、帮忙穿衣、康复治疗、帮忙做家务等。

2. 家庭照料

家庭养老是我国长期以来居于主导的传统养老模式(孙鹃娟、沈定,

2017）。家庭照料是指老年人的主要照料者为家庭成员，如配偶、子女、兄弟姐妹与其他亲属等，由家庭亲属作为照料劳动的承担者，为基本生活自理能力（如协助吃饭、穿衣、洗澡等）或工具性生活自理能力（如做家务等）需要帮助的老年群体提供照料服务[①]。

家庭照料基于家庭成员对被照料者福祉的长期承诺，通常具有以下7个特征：一是提供非技术性协助。与医疗照护或机构照护提供专业化的护理服务不同，家庭照料者往往提供的照料服务技术性相对较低，如帮忙做家务、喂饭、帮忙穿衣等。二是符合老年人的个性化需求。家庭成员对被照料者更熟悉，更了解老年人的照料需求，如洗澡、做饭、买菜等。如若由正式照料服务机构来做这些事时，机构有一些规定必须遵守，因此就可能造成僵化与非个性化服务。三是迅速提供协助，家庭成员在时间投入和协助项目上较有弹性，如深夜老年人突然摔倒，同住的家庭照料者更可能第一时间发现而进行紧急处理。四是协助基于亲情、责任或互惠关系。通常而言，家庭成员提供照料服务多是基于情感或责任。中国的"养儿防老"传统以及孝道文化使得子女照料老年父母成为义不容辞的责任和义务。同时，血亲价值论也表明，由于血缘动力和伦理型交换标准的不变性，家庭照料能够在生产方式变化后继续存在（姚远，2000）。五是注重情绪支持（Cantor M et al.，1985）。研究表明，心理健康服务能减少医疗服务的花费，产生治疗成本抵消现象（Medical Cost Offset），而家庭成员则可以在日常生活照料过程中更好地满足老年人的精神需求，注重情绪支持。六是照料劳动是一种劳动密集型服务，劳动是最重要的生产要素。七是家庭照料具有正外部经济效应和溢出效应（董晓媛，2009）。

在本研究中，将家庭照料界定为主要由家庭亲属（如配偶、子女、兄弟

---

① 也有研究将自我照料纳入家庭照料范畴，但本研究认为如果老年人可以进行自我照料，则不需要外在的家庭成员或社会提供照料，不存在需要他人进行照料的需求，故家庭照料只包括了主要由家庭成员提供的照料。

姐妹、孙子女及其他亲属等)作为劳动承担者,为中国居家老年人提供日常生活照料服务,如帮助做家务、协助吃饭、穿衣等。在操作化中将家庭照料操作化为老年人的主要照料者是家庭亲属。

3. 社会照料

福利多元主义认为,老年人的照料不仅仅是家庭的责任,随着政府职能的转变和社会养老服务体系不断完善,老年人照料由单纯地由家庭承担走向了由政府、社会等多元主体共同承担。总体而言,社会照料与家庭照料相对,是由家庭以外的其他主体(如政府、社会组织、机构等与被照料者无孝道责任、情感关联的主体)提供有组织的照料服务(吕宝静,2001)。在中国通常表现为由养老机构提供的机构照料,由社区养老驿站、照料中心等提供的日间照料服务。服务商通过多种方式(如政府购买服务、市场化服务、PPP 等福利或市场逻辑)进行的居家照料服务等。社会照料一般具有任务取向、只在特定时间内提供服务、专业化以及付费性特征(刘欣,2014)。其通常依据科层制运作,强调成员的技术性且以提供服务为主要目标。

社会照料的分类依据照料提供的主体和地点可以分为机构照料和社区居家照料服务。机构照料主要指老年人入住养老机构,由养老机构的工作人员提供照料的方式;社区居家照料服务则是通过(部分)社会服务的方式为居住在家的老年人提供生活照料服务。

受中国传统文化的影响,大多数中国城乡老年人往往会选择居住在家里和社区内养老。近年来中国社区居家养老服务正迅速发展,为此,本研究将社会照料聚焦于社区居家照料服务,不包括机构照料。将居家老年人的社会照料界定为通过(部分)社会服务(如政府、社会组织等与被照料者无孝道责任、情感关联的主体)为居住在家庭或社区内的老年人提供社区居家照料服务。具体而言,本研究将社会照料操作化为上门护理、上门看病、康复训练及辅具利用、免费体检、健康档案建立和管理、上门探访、服务热线、陪同看病、日常购物、法律援助、上门做家务、上门送饭或老年饭桌、日托站或托老所、心理咨询以及保姆等。这其中既包括以卫生健康委为政策制定和实施主体的医疗护理类照料服务,如上门护理、上门看病、康复训练及辅具利用、免费体检、健康档案建立和管理等,也包括以民政部门为政策制定和实施主体的居家养老类照料服务,如上门探访、服务热线、陪同看病、日常购物、法律援助、上门做家务、上门送饭或老年饭桌、日托站或托老所和心理咨询等。

4. 照料者角色介入

无论是家庭照料还是社会照料,都涉及家庭成员或社会组织等社会资源作为照料者角色与被照料者的互动过程。角色理论认为,个体在一生中扮演着很多角色,角色是个人与社会相互接纳的一种形式。个体通过角色形成自我概念,获取相应的社会地位和社会回报;社会通过角色赋予个人相应的权利、义务、责任和社会期望。可以说,角色是个人以自身对社会的贡献满足自身物质需求和精神需求的一种形式。对于家庭或社会照料者而言,他们扮演着"照料者"的角色,遵循着社会对照料者角色的期望。对于家庭照料者,期望其能遵循孝道文化,耐心地照料老年人的日常生活;对于社会照料者而言,期望其能够发挥专业性,提高老年人的照料和生活质量。

为了进一步衡量这种照料者角色是否能够符合社会期望,人们开始关注照料者角色介入情况(Role Involvement),即一方面关注照料者照料老年人的比例或概率,即是否履行照料者的角色,一些研究称之为角色介入概率或比例(夏传玲,2007);另一方面开始关心照料者对被照料者关注的程度或强度,如照料频率、照料时间等,有研究将其称为照料者角色介入程度(Martire M L et al. ,1997;纪竞垚,2018;周云、封婷,2015)。就"介入"一词来说,其多用于社会工作领域,多指通过社会工作方法和实务对某些现象进行干预和行动。就本研究所关注的老年照料领域而言,在本研究中主要指照料者角色对被照料者的或主动或被动的照料投入,既包括照料者介入的比例,也包括介入程度。

5. 居家养老

本书研究对象是居家老年人,上述对社会照料的界定中,将社会照料聚焦于社区居家照料服务,说明本研究将视域集中于居家养老之中,而非机构养老,只是研究关注的重点在于居家养老服务中偏重于较为广义的照料的部分。我们将养老服务中涉及照料层面的服务称为照料服务;将社区居家养老服务中主要涉及照料服务的部分称为社区居家照料服务。因此,在概念界定中需要对居家养老、(社区)居家养老服务这一研究视域进行较为清晰的界定。

一是居家养老。居家养老是以家庭为基础,政府主导,依托城乡社区、企业、社会组织等提供专业化的服务,来满足居住在家的老年人社会化服务需求的养老模式(楼妍、许虹,2017)。在实践中,居家养老和社区养老很难区分,关键在于对“家”的理解有所差异。如果将“家”只理解为狭义层面的家庭内,将社区理解为家庭以外的居住空间,那么居家养老与社区养老的差别在于养老地点是家内还是家外。然而,如果将“家”理解为更广义层面的家庭和社区,居家养老和社区养老则较难区分,故近年来有越来越多的文献和政策中都使用了“社区居家养老”或“居家社区养老”的概念。甚至有一些文献直接将“社区居家养老”称为“居家养老”。本研究则倾向于将居家养老理解为后者,即老年人居住在家庭或社区内,其(部分)养老服务依靠社区、社会组织等社会化的手段的养老模式。

二是居家养老服务,又称为“社区居家养老服务”。居家养老服务与居家养老不同。居家养老(Ageing in Place)是一种养老方式,而社区居家养老服务(Community Home - based Service)则是为实现居家养老而提供的关键条件(石琤,2018),更强调服务形式。居家养老服务是指政府和社会依托社区,为居家老年人提供生活照料、家政服务、康复护理、精神慰藉等服务形式。从服务场地来看,居家养老服务是老年人散居在各自的家庭或社区之中,在熟悉的环境中接受个性化的养老服务。从服务对象来看,居家养老服务的对象是居住在社区内的老年人,包括自理、半自理和失能老年人,根据服务对象的不同需求,提供多层次、多样化、个性化的服务。从服务的主体来看,居家养老服务是家庭养老和社会养老的有机结合,需要家庭、社区和社会、政府等共同协作。因此,一些研究也会将居家养老服务称为社区居家养老服务,将社区居家养老服务作为相对于机构养老服务的一种服务递送方式(Service Delivery System)(王震,2018)。其需要满足两个条件:一是老年人居住在家里或社区内;二是其(部分)养老服务则由社会、社区等社会化资源提供。服务对象是居家老年人。居家养老服务是居家养老的重要手段,其更强调通过(部分)社会服务手段使老年人能够居住在家里养老。本研究所涉及的社区居家照料服务即社会照料,则是在社区居家养老服务概念界定的基础上,更加强调"政府和社会力量依托社区,为居家的老年人提供日常生活照料、家政服务、康复护理、上门看病、精神慰藉等方面服务的一种服务形式①"。

1.5 研究内容及思路

为了回答"社会照料是如何影响家庭照料的"这一主要研究问题,研究将主要按照以下逻辑思路展开(图1-1):

---

① 来源:2008年全国老龄办等部门发布的《关于全面推进居家养老服务工作的意见》。

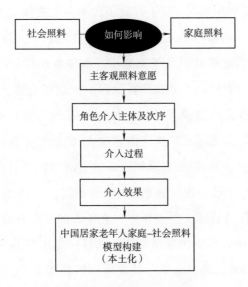

图 1-1　研究总体分析思路

　　通常而言,随着个体年龄增加,身体功能可能会出现衰退现象,健康状况随之下降。从功能发挥角度看,老年人在基本生活自理能力和工具性生活自理能力上可能会存在失能或功能低下、障碍等现象,从而影响独立自主地生活。研究首先从主客观维度揭示中国居家老年人的照料需求,即当下有多少老年人存在失能或功能低下、障碍现象,又有多少老年人需要他人提供照料,其认为主要照料责任应该由谁承担。

　　在照料有照料需求的老人方面,家庭成员往往作为主要照料者发挥着老年人日常生活的照料角色,其次是社会照料。因为在中国传统的乡土社会中,人与人之间的关系类似于水波涟漪,由近及远一圈一圈荡开。最里圈层的通常是最为亲密的关系,如配偶、子女等,再往外围则是相对疏远的关系,如远亲等,最外围则是无血缘关系的社会组织、政府、机构等无亲情、血缘或孝道责任的主体,这种关系模式被称为"差序格局"。受中国传统孝道文化的影响,家庭养老通常是中国老年人的养老方式。所以,当老年群体需要照料时,配偶、子女等有血缘关系的家庭成员通常会承担照料责任。

但是,现代社会转型在一定程度上打破了传统乡土中国文化下老年照料者的角色介入次序。例如,"养儿防老"的传统使得老年人往往与儿子同住,照料责任随之更多地转移到儿子家庭中。但随着现代社会男女平权意识的普及,特别在城市地区,女儿在照料过程中也发挥着越来越重要的作用,其在老年照料中角色位置或次序也在发生着变迁。为此,本研究在探讨老年人角色介入主体和总体介入次序的基础上,还分城乡探讨了照料者角色介入次序的异质性。而且,根据老年人日常生活照料角色介入模型中关于"成本命题 – 邻近命题 – 责任命题"的相关论述。总体上,与老年人越邻近、照料成本越低、责任越大的主体照料老年人的可能性越大。所以,研究进一步分性别、年龄、婚姻状态和居住方式讨论老年照料角色介入次序的异质性。总之,在揭示居家老年人日常生活照料需求后,研究探究了现阶段谁来照料老年人(介入主体),这些照料者的角色是如何排列的(介入次序)。

受工业化、城市化以及独生子女政策和个人主义思潮的影响,很多青壮年劳动力从农村到城镇、从三四线城市到北上广深等一线城市寻求个人发展,使原本完全依靠家庭照料的方式显得越来越力不从心。而且,响应计划生育政策的第一代独生子女父母已经进入到老年期。随着家庭规模小型化、核心化,老年人的家庭照料资源相对弱化,而老年照料问题则是制约着老年人获得感、幸福感的重要问题。为了满足日益增多的老年照料需求,近年来,积极应对人口老龄化已经成为中国的重要战略部署。中央和地方政府一方面出台了大量关于老年照料的政策,从硬件上建设老年日间照料中心、增加养老床位等;从软件上注重养老照料服务的专业化和服务质量的监管和提升。另一方面,在实践层面,通常2013年被养老业界称为"养老元年"。从2013年开始,无论是机构照料服务还是社区居家照料服务都在中国得到了长足的发展,出现了一批养老服务商,特别是社区居家养老服务逐渐步入老年人的视野。例如,北京市建设社区养老服务驿站和农村幸福晚年驿站为城乡老年人提供社会照料服务。这些社会照料是如何慢慢介入到家庭之中的,社会照料对于家庭照料产生了何种影响,社会照料的利用会不会减少被照料者对家庭照料的依赖? 本研究主要就社会照料对中国居家老年人家庭照料的替代与补充效应进行分析(介入过程)。并且,注重不同类型的服务和群体的差异,特别将社会照料划分为由原卫生计生委主要负责推进的专业性相对较强的医疗护理类社会照料,以及由民政部门主要负责推进的居家养老类社会照料,以此避免因忽视异质性而带来照料资源匹配的不精准。

无论社会照料对家庭照料是替代还是补充作用,发展完善社会照料的最终目的是提高老年人的生活满意度(介入效果)。所以,本书将研究的落脚点放在社会照料,特别是强调社区居家照料服务的介入会否提高老年人的生活满意度,以此作为今后中国发展完善社会养老服务体系,特别是社会照料体系的理论和实证支撑。

研究开篇则指出,基于国外的社会照料与家庭照料的关系,一些学者发展出照料模型,即老年人在日常生活照料中,家庭照料资源与社会照料资源是如何匹配的,社会照料对于家庭照料起到或为替代功能或为补充功能,或在不同条件下发挥不同的功能。然而,中西方、发达国家与发展中国家、其他国家或地区的华人社会与中国大陆关于孝道文化、养老观念、养老行业发展、政府角色等有巨大差异。在西方发达国家或华人地区视域下的照料模型对中国大陆具有一定的借鉴意义,但是并不一定完全适用于中国大陆。所以,亟须发展出在我国现阶段社会发展情境下,结合我国养老服务业发展实际的居家老年人家庭－社会照料模型。此照料模型既包括上述讨论的居家老年人日常生活照料的角色介入主体、次序、过程、效果等,也包括宏观社会照料政策和制度。连接这些要素的则是帕森斯的结构功能主义理论以及生命历程理论。该理论讨论了这些要素处于何种位置、如何发挥其角色、个体与社会结构如何互动、如何保证该照料模型系统得以稳定等。

总结以上分析思路,总体而言,紧紧围绕研究问题"社会照料对中国居家老年人家庭照料的影响",回答以下子问题:中国居家老年人日常生活照料的需求、角色介入主体和次序、介入过程和介入效果如何。将以上问题作为中国本土化的照料模型的要素,通过理论分析,并结合实地调研和定性访谈,构建出具有中国本土特色的中国居家老年人家庭–社会照料模型。

1.6　章节安排

第1章　导论

本章在系统阐述研究背景的基础上,明确地提出研究问题,以及为了回答研究问题依次需要研究的子问题,而后从理论、现实和政策角度阐明本研究的意义,并对核心概念(如老年照料、家庭照料、社会照料等)进行明确界定,总体上介绍研究思路和内容,起到提纲挈领的作用。

第2章　文献回顾与理论分析

本章围绕研究问题,对相关文献进行回顾。其一,回顾老年照料的研究谱系,揭示老年人照料需求相关研究结论,并在此基础上明确研究问题在整个老年照料研究谱系中的定位。其二,分别对重点研究问题(老年照料角色介入主体及次序、社会照料对家庭照料的影响、老年人的照料质量与生活满意度等)进行文献回顾和评述。其三,对研究的理论基础进行梳理,包括福利多元主义、照料模型与差序格局理论、机会成本视角、生命历程视角以及帕森斯的结构功能主义理论,揭示这些理论对本研究的启示和应用。

第3章　研究设计

本章将基于文献回顾和理论分析,明确提出研究思路与框架;根据上述理论基础提出理论分析框架,并根据理论分析框架和上述研究问题分别提出相应的 7 个研究假设,作为实证研究的核心。同时,在本章将介绍研究方法、数据来源与变量选取,绘制本研究的技术路线图,将实证研究落实到操作层面。

第 4 章　中国居家老年人日常生活照料需求

本章主要利用 2016 年中国老年社会追踪调查(CLASS)数据对中国居家老年人的日常生活照料需求进行分析。既包括客观维度的由于老年人身体健康衰弱等带来的日常生活照料需求,也包括老年人主观的照料需求模式和社会照料服务需求。同时,分析了居家老年人日常生活照料需求的群体性差异。

第 5 章　中国居家老年人日常生活照料的角色介入主体和介入次序

本章基于 CLASS2016 调查数据和相关理论,系统性地阐释当下中国居家老年人日常生活照料的介入主体和介入次序,主要回答以下几个问题:一是老年人日常生活照料的主要照料者是谁? 二是有多少老年人的主要照料者是家庭成员? 照料频率如何? 有无群体差异? 三是有多少老年人使用过社会照料? 使用过哪种社会照料? 四是居家老年人日常生活照料者如何排列? 是否符合差序格局? 五是角色介入次序有无群体差异? 不同群体呈现出何种介入次序特征?

第 6 章　社会照料对家庭照料的介入过程

本章是本研究的核心研究问题——社会照料对家庭照料的影响,主要通过定量研究的方法辅之以定性访谈、实地调研并结合相关理论回答以下问题:一是总体上社会照料是如何介入家庭照料之中的,其对家庭照料起替代作用还是补充作用?二是哪类社会照料(医疗护理类社会照料还是居家养老类社会照料)会替代家庭照料?哪类社会照料对家庭照料起补充作用?三是对于不同经济资源禀赋的老年人家庭而言,社会照料对家庭照料是替代还是补充?四是对于不同健康状况的老年人而言,社会照料对家庭照料是替代还是补充作用?即进一步探讨不同照料类型、老年人及家庭特征下社会照料对家庭照料的影响。

第7章 社会照料的介入效果

本章对社会照料的介入效果进行探讨,探究社会照料服务的介入会否提高老年人的生活满意度。主要运用 CLASS2016 数据在描述分析中国居家老年人的生活满意度的基础上,对不同类型的社会照料对老年人生活满意度的影响分别进行了深入细致的分析。

第8章 中国居家老年人家庭－社会照料模型构建

本章基于以上研究问题(老年人日常生活照料角色介入主体和次序、介入过程、介入效果),结合结构功能主义理论、生命历程理论等,结合中国养老服务实际经验探索构建中国本土化的居家老年人家庭－社会照料模型,分析了照料模型构成要素、结合相关理论进行理论分析和阐释并提出模型启示。该照料模型的构建为深化中国老年照料研究提供了理论分析框架。

第9章 结论、创新与展望

本章是对论文研究结论的总结,概述得到了哪些研究结果,最终得出研究结论。此后,根据研究结论,针对相关政策和养老服务业进行讨论和反思。本章系统性地对本研究做出评述,特别是归纳总结本研究的创新点和局限性,提出未来的研究展望。

第 2 章

文献回顾与理论分析

2.1 文献回顾

2.1.1 老年照料研究谱系

人口老龄化和疾病谱的转变使得中国老年人的照料需求显著增加（WHO,2015）。研究显示,从 2010 年到 2050 年,中国需要他人日常照料和帮助的人口占总人口的比例将从 5.6% 上升到 6%。从人口规模而言,意味着 2010 年时约有 7 620 万人需要日常生活照料,其中有 2 530 万(33%)为 60 岁及以上的老年人;到 2050 年,中国预计将有 1.105 亿人需要日常生活照料和帮助,其中有 6 600 万(60%)为 60 岁及以上的老年人(图2-1)。

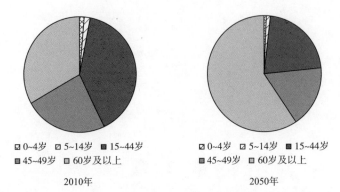

☑ 0~4岁	◩ 5~14岁	■ 15~44岁
▨ 45~49岁	▨ 60岁及以上	

2010年　　　　　　　　　　　　　　2050年

图 2 - 1　2010 年和 2050 年估计中国不同年龄组需要日常生活照料的

人数占需要照料人口的比例(%)

资料来源:WHO,中国老龄化与健康国家评估报告,2016.

　　老年人的日常生活照料需求具有长期性,且需要长期照料的老年人口规模不断增加。据测算,2020 年我国需要长期照料的老年人口将增至3 975万人,平均每年增加 3.7 个百分点(国务院发展研究中心社会部课题组,2019)。近年来,越来越多的研究聚焦于老年人需要照料的时间用以反映其照料需求强度(周云、封婷,2015)。2011 年,我国社区老年人每天所需基本照料时间为 2 727.7 万小时,相当于 478.5 万全职照料者;到2020 年所需基本照料时间将增至 3 750.7 万小时,相当于 658 万全职照料者(国家应对人口老龄化战略研究课题组,2014)。曾毅等(2010)发现年中国 60 岁及以上老年人每周需要照料的时间平均约为 22 小时。纪竞垚(2017)运用CLHLS2005—2011 年纵向数据发现高龄老年人的平均需要照料时长约为 6年。通过对照料时间的研究,可以发现老年照料存在长期化、连续性特征。

　　不同特征老年群体的照料需求具有异质性。健康状况较差的老年人往往需要基本日常生活照料,如帮助喂饭、穿衣等 ADL 照料;工具性生活自理能力(IADL)存在健康障碍的老年人往往需要他人帮忙做饭、洗衣等家务劳动(简称 IADL 照料)。此外,不同队列、居住安排、受教育程度、经济独立性的老年人的照料需求也有所差异。例如,出生队列较早的老年人,对物质匮乏时代的记忆较为深刻,生活普遍比较节俭,消费方式也较为保守,而且大多数老年人有多个子女,家庭能够给予的照料支持较多,对社会照料的需求总体较为有限。但随着出生队列较晚,特别是 20 世纪 60 年代第二次生育高峰出生的人口进入老年期后,其生活方式、消费观念、养老方式等都发生了变化。随着老年人受教育程度和经济独立性增加,对生活质量的要求增加,对社会照料的需求有所凸显(国务院发展研究中心社会部课题组,2019)。

日益增加的照料需求引发了学界对于老年照料研究的重视,近年来国内外对于老年照料的研究成果日渐丰富,所跨领域既包括社会学、老年学、人口学,也涉及经济学、法学等。随着近年中国供给侧结构性改革的大力推进,学界也多从供给 - 需求视角探讨老年人的照料议题。总体而言,老年照料的提供主体大致可划分为两类:一类涉及家庭照料;另一类为家庭外的社会照料。

受中国传统养老观念的影响,中国老年人的日常生活照料大多依靠家庭。在家庭照料的研究脉络中,首先关注了家庭照料的现状,即家庭照料的内部分工问题。通常而言,女性往往承担着家庭照料的重担。随着女性社会地位的不断提升,一些研究将焦点定位于对家庭照料的价值和家庭照料对女性社会经济生活的影响。

一是从"价值"角度探讨家庭照料的重要性。很多健康经济学文献都热衷于测量非正式照料的价值(Dumont et al.,2008;Van D B B et al.,2004;Van D B B et al.,2010)。联合国甚至将承认和支持无酬照料劳动纳入联合国 2030 年可持续发展目标(SDG)。有研究对中国老年家庭照料需求成本的变动趋势进行分析发现,如果保持单独二孩政策,平均而言,我国 2030 年与 2050 年每个劳动者所负担的老年家庭照料的现金支出分别至少为 2000 年的 3 ~ 4.1 倍与 6.8 ~ 12.6 倍(曾毅等,2012)。

二是从"负担"角度探讨家庭照料者在照料过程中面临的身心健康和社会适应负担（Jaracz K et al.，2012；Simon C et al.，2009；Van C C et al.，2013；Li Y et al.，2011）。研究表明，照料老年人对照料者的身体健康具有负面效应，对其自评健康产生负面影响（Do Y K et al.，2013），且在心理层面长期的照料也加深了照料者的抑郁程度（Coe N B et al.，2009）。与此同时，家庭照料也降低了照料者的养老金收入和社会保障（Carmichael F et al.，2003；Johnson R W et al.，2001），导致照料者（特别是女性照料者）在生命后期面临较高的贫困风险（Wakabayashi C et al.，2006）。

在有酬工作和无酬照料双重负担（Work – family Conflict）下，女性不得不寻找两者之间的平衡（Work – family Balance）。研究显示，照料老年人会降低女性的劳动参与率，使其受到"工资惩罚"（马焱、李龙，2014；刘岚等，2010；刘柏惠，2014；范红丽、陈璐，2015），而对男性的影响却不显著（Ettner, S. L，1995，1996；Van Houtven C H et al.，2013）。老年照料对女性的机会成本更高（蒋承、赵晓军，2009）。也有研究发现，当女性既参与有酬劳动又需要家庭照料时，她们很可能一并承担并牺牲自己的休闲时间，造成"时间贫困"，进而降低其生活质量（Floro M S，2015；吕利丹，2016）。

在社会照料方面，文献主要从供给侧和需求侧作为主要脉络进行研究。在供给侧层面，国外文献主要探讨老年福利政策和制度的制定和运行状况、各类社会养老服务的供给现状、整合式照顾等（Siqueira C L et al.，2016）；国内文献聚焦于社会养老服务体系建设和照料资源分配情况（黄匡时，2013），具体涉及社会养老服务制度和政策、养老服务设施、养老服务规范化以及养老服务人才培养状况。在社会养老服务政策和制度建设方面，2011年《中国老龄事业发展"十二五"规划纲要》和《社会养老服务体系建设规划（2011—2015）》明确了社会养老服务体系发展布局，即"以居家为基础、社区为依托、机构为支撑"的整体架构。此后在"十三五"期间将体系架构布局转变为"以居家为基础、社区为依托、机构为补充、医养相结合"的养老服务体系。党的第十八届三中全会明确"使市场在资源配置中起决定性作用",2013 年国务院发布《关于加快发展养老服务业的若干意见》(业内称为"35 号文"),此后一系列配套文件措施相继出台。党的十九大报告提出"积极应对人口老龄化,构建养老、孝老、敬老政策体系和社会环境,推进医养结合,加快老龄事业和产业发展",为我国养老服务体系建设指引了方向。在养老服务设施方面,近期,国家发展改革委等 18 个部门共同推动出台民生领域补短板的行动方案,将通过"增能力、提质量、优结构"等一系列综合措施,加快解决养老领域总量不足、质量不优、发展不平衡的问题。"在面对 2018 年养老床位几乎没有增长的情况下,明确提出护理型养老床位达到 50%,今后 3~5 年,将大幅度增加各类养老服务床位,通过城企联动等方式,使普惠性养老床位增加 100 万张以上。"①在养老服务方面,近年来逐渐将关注点从数量增加转向质量提升。例如,2014 年民政部、国家标准化管理委员会等出台《关于加强养老服务标准化工作的指导意见》,进一步加强养老服务业的标准化、规范化建设。在养老服务人才培养方面,2014 年教育部、民政部等九部委联合印发《关于加快推进养老服务业人才培养的意见》,从优化专业结构、增设养老服务相关专业点、扩大招生规模等方面提出养老服务业人才培养的新思路。

目前,中国的社会养老服务体系快速发展,但仍面临一些挑战。例如政府在养老服务体系建设过程中定位不清、职责不明,且有效制度供给不足等(辜胜阻等,2017)。为此,有学者对中国基本养老服务进行了理论分析并构建了政策框架,认为需要进一步厘清基本养老服务,并明确政府管理机构、确定基本养老服务对象和需求、明确服务提供的方式并加强监督管理(李兵等,2015)。传统的家庭照料功能不断弱化,而新兴的社区居家养老服务发展并不能更好地满足老年人的实际需求,为此需要统筹协调家

---

① 2019 年全国两会上,国家发展改革委副主任连维良就如何解决养老服务难题答记者问。资料来源:http://www.sohu.com/a/299595507_99916935.

庭照料与社会照料资源。现阶段中国失能失智老年人口规模较大,且照护成本比较高,长期护理保险制度合理的分担机制尚未形成等。

在社会照料需求层面,现有文献主要讨论了老年人社会养老需求和服务利用。特别是在探讨社会照料时,目前很多研究从需求侧视角出发探讨老年人的社会照料或社会养老服务需求(杜鹏,2016;戴卫东,2011;胡宏伟等,2015)。有研究认为,当下中国老年人社会养老服务需求总体水平较低,但是医疗护理和精神慰藉的服务需求相对较高(田北海、王彩云,2014)。在服务利用方面,有研究发现中国老年人社会养老服务利用呈现"亲知识分子""亲社会资本"和"亲中高收入群体"的倾向(杜鹏、王永梅,2017)。此外,也有一些研究将关注点聚焦于社会养老服务或照料服务的供需对接方面,认为中国社会养老服务存在供需矛盾(边恕等,2016),如养老服务设施高空置率与养老床位排队现象并存等现状(刘晓梅,2012)。

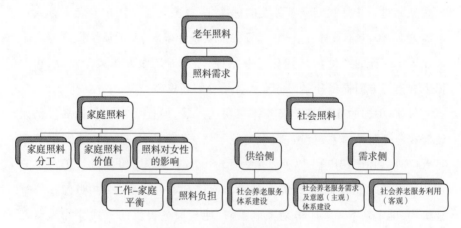

图 2-2 老年照料研究谱系

注:笔者自行整理。

2.1.2 老年照料角色介入主体及次序

研究表明,家庭成员和社会化的照料主体往往承担着老年人的照料服务(陆杰华、张莉,2018)。传统上,无论是中国还是外国,当老年人无法进行自我照料时,最初老年人的照料大多依赖家庭成员。然而,这种完全依靠家庭成员进行家庭照料的照料模式在"三多两少"的社会情境的影响下发生了变化。"三多"指老年人口多、照料需求增多、照料时间延长;"两少"指家庭规模小型化和妇女照料时间减少。伴随着工业化、城市化,老年照料完全依赖家庭成员显得越来越力不从心。更有研究提出可能面临着"照料危机"(吕宝静,2001)。为此,"二战"以后,一些西方国家开始大力发展社会化的照料服务来减轻家庭照料负担、满足老年人的照料需求。彼时,机构养老在西方国家发展较为迅速,人们对于机构养老的接受程度较高(Atul G,2015)。然而,在发展机构养老的过程中,人们慢慢发现,老年人在机构中集中养老并不自由,甚至有机构出现虐待老人的现象。为此,英美等国开始"去机构化",强调在地老化(Ageing in Place)或称之为居家养老。在此期间产生出一系列诸如持续退休社区(CCRC)、辅助养老社区(Assisted Living Setting)等集社会照料服务和家庭照料为一体的综合性养老模式。但是,随之而来的是照料成本增加的负担。自21世纪以后,特别是近年来,越来越多的西方福利国家开始担心日益增加的长期照护需求会增加医养资源的消耗,进而造成医养成本过高、费用难以控制的问题(Gaughan J et al.,2015;余央央、封进,2018)。为此,一些国家(如德国等)将政策导向调整为通过社会化的手段支持家庭照料,在社会照料服务和家庭照料的回归之间徘徊,故有一些研究开始重新审视家庭照料和社会照料服务之间的关系(图2-3)。

中国照料模式的发展路径与西方发达国家有相似之处,但是所处阶段

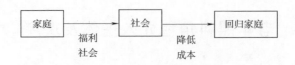

图 2-3 福利国家照料主体的变化趋势

和社会背景有所不同。通常而言,老年人日常生活照料者的角色介入次序符合由近及远差序格局。受中国传统养老观念的影响,长期以来,子女及配偶是老年人的主要照料者,特别是当老年人丧偶时,"养儿防老"是中国老年人,特别是农村老年人的主要照料方式(张文娟,2006;杜鹏等,2014;纪竞垚,2018)。在配偶、子女等亲属关系较为紧密的介入主体之后,是孙子女、其他亲属以及朋友等,最外围为社会服务。

在老年人日常生活照料的角色介入过程中存在性别差异。对于西方家庭的研究发现,与儿子相比,女儿更倾向于为老年父母提供照料(Dwyer J et al. ,1991)。但在中国大多数家庭中,特别在农村地区,受传统文化的影响,老年父母倾向于与儿子同住(Logan J R et al. ,1999),儿子扮演了更重要的角色(张文娟等,2005),而女儿对父母的养老责任则伴随着婚姻转移到了丈夫的家庭当中,即作为儿媳发挥着一定的照料作用。但是,也有研究发现,由于照料特别是生活起居照料是一种烦琐且涉及隐私的活动,所以对于该类照料活动主要由同性之间、血亲之间提供照料服务,以此降低双方的精神负担。随着老年人群特别是高龄老年人的女性化较为明显,女儿则在老年照料方面的重要性逐渐提高(张文娟,2006)。因而,也有一些研究认为女儿在照料过程中的作用被低估或忽视了(刘中一,2005;于长永,2012)。

在计划经济时代,单位制成为当时人们赖以生存的生产生活方式,城市地区的养老保障主要来源于单位,但生活照料仍然大多由家庭成员承担;农村多为集体养老,生活照料的责任仍落在子女身上。而入住养老机构在中国特别是农村地区大多被视为不得已的行为,老年人入住养老机构的意愿较低(张文娟、魏蒙,2014)。在很多农村地区,入住养老机构者多为

无儿无女照料或子孙不孝。为此,老年人的子女家属也多不希望老年人入
住养老机构,除非老年人身体状况较差、身体条件不允许居家养老(杜鹏,
2016)。近年来,随着社会养老服务体系的不断完善和养老观念的改变(纪
竞垚,2016),也受西方"去机构化"和"在地老化"浪潮的影响,社区居家照
料服务也在中国得以迅速发展。例如北京建立"三边四级"社会养老服务
体系,建设社区居家养老服务驿站作为政府的折子工程,解决老年人养老
照料的"最后一公里"问题;又如开展居家养老巡视探访服务,确认老年人
的安全、了解老年人的日常生活照料需求等。而这些社区居家照料服务仍
处于刚刚起步阶段,其对于家庭照料功能的介入特点、介入过程仍不明晰。
政府、社会、老年群体及其家庭对该类服务的认识并不统一;政府的政策导
向也处于大力发展社会照料服务阶段。另外也开始强调利用社会手段支
持家庭照料(图 2 – 4)。

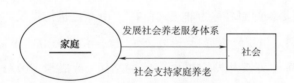

图 2 – 4　中国照料主体的变化趋势

2.1.3　社会照料对家庭照料的影响[①]

　　学者们首先关注社会化养老对家庭养老的影响是从经济层面开始的,
随着老年人照料需求的增加,才逐渐将研究视角转为照料方面。在经济方
面,贝克尔首先在社会学领域探讨了公共转移支付和代际转移支付之间的

---

　　①　通常而言,受中国传统文化影响,老年人的日常生活照料主要靠家庭成员,随着社会照料
的发展,其不断介入到家庭之中,故研究假设先存在家庭照料,其次重点探讨社会照料对家庭照料
的影响。

关系。他认为代际之间的转移支付实际是出于利他性动机,而转移接受方收入的增加会降低获得转移支付的概率和数额,即养老保险对家庭养老有一定程度的替代作用(Becker G S,1974)。这不仅"挤出"了子女对老年父母的经济支持,同时也弱化了人们的家庭养老观念(汪润泉,2016)。对于新农保的研究也发现,新农保提高了参加保险老年人的经济独立性,同时也降低了老年人对子女的依赖(汪润泉,2016;程令国等,2013;张波,2018)。但也有研究发现,代际转移支付大多是出于交易动机,公共转移支付增加对私人间的转移支付并未有显著影响(Cox D et al.,1995)。社会养老仍然没有根本性地动摇我国传统的家庭养老模式,并且现有的养老保障制度也很难从根本上替代子女养老职责(张川川、陈斌开,2014)。

在照料层面,国外关于正式照料(Formal Care)与非正式照料(Informal Care)关系的研究较为丰富,国内研究相对贫乏。通常而言,由家庭成员或亲属、邻居等提供的照料称为非正式照料①,由专业机构提供的社会化照料称为正式照料。由于样本选择、研究方法、操作化指标等的不同,现有研究对于两者之间的关系并没有得出一致的结论(严成樑,2018;Bremer P et al.,2017)。总体而言,社会照料对家庭照料的影响可分为三类:替代、补充和非线性关系。

一是替代关系。一些研究称为"拥挤效应"(Crowding Effect)或"挤出效应",即完善的社会化照料服务会降低家庭照料的作用(Cantor M et al.,1985,1991;Greene V L,1983)。"拥挤效应"最初源自于现代化理论,该理论认为,老年人在现代化过程中经济和社会地位降低,且养老责任也逐渐

---

① 非正式照料比家庭照料的范围大,家庭照料强调家庭成员的照料,而非正式照料强调基于情感的非市场化照料,也包括邻居照料等。但在中国,非家属的非正式照料比例相对较低,故在本研究中更强调家庭照料的概念。社会照料与正式照料的概念接近,皆为通过正式的社会化的机构、组织、人员等提供的照料,在本研究中将社会照料的含义与正式照料的含义等同。鉴于中文文献中多用"家庭照料"与"社会照料"的表述,本研究则沿袭中文文献表述传统,用"家庭照料"和"社会照料"的表述。

从家庭转向公共系统（Burgess E W，1960）。在责任转换的过程中，老年人从公共系统内获得了经济资源，从而将代替由子女等家庭成员提供的经济供养，同时家庭成员的照料意愿也将下降。成熟的社会福利系统提供的公共服务会降低子女等家庭成员的照料意愿，特别是在货币收入与个人价值实现的驱动之下，家庭成员倾向于进入劳动力市场而放弃对失能老人的照护（刘娜、刘长庚，2014；刘西国、刘晓慧，2018）。为此，有研究认为，政府提供的公共资源挤出了家庭的养老责任，进而损害了家庭团结（Janowitz B S，1976；夏传玲，2007）。与此研究结论相类似的，有实证研究发现，虽然活跃的家庭照料者人数在减少，但依赖社会化照料方式的老年人数在增加，老年人会因为社会照料满足了其照料需求而减少对家庭成员的依赖，而且社会照料的提供者也会劝说家庭成员减少相应的家庭照料（Greene V L，1983；Clark R E et al.，2001）。同时，当家庭成员的收入增加时，其对老年人的代际转移支付也随之增加，但照料时间会随之减少，此时会通过社会照料的方式来代替（Zissimopoulos J，2001）。在本研究中，所谓"替代关系"主要指社会照料可以在一定程度上减少被照料者对家庭照料利用的可能性。在操作化时，是指在控制其他条件下，当社会照料对家庭照料的影响系数显著为负，则视为利用社会照料会减少家庭照料的利用，即替代关系。

二是补充关系。有研究也称之为"挤入效应"，即社会照料并不能替代家庭照料，两者是共生的。家庭照料者连接社会照料的决定并不会减少其本身协助的提供，老年人对社会照料的利用也不会减少对家庭照料的利用。一方面，社会照料可能与家庭照料并不相关，只起到家庭照料的补充功能；另一方面，社会照料的介入也可能会增加家庭照料的提供。有研究发现，当政府或社会为老年人提供经济和社会服务支持时，由于交换预期和互惠性，福利系统可以增加老年人的资源，他们能够参与交换的范围扩大。这些资源将强化老年人的家庭代际团结（Künemund & Rein，1999），也使得老年人获得家庭照料的可能性增多，利用家庭照料的可能性加大（刘西国、刘晓慧,2018)。有实证研究发现,居家照料增加了与子女同住(Langa K M et al. ,2001),同时使用社会照料和家庭照料都在增加(Liu K et al. ,2000),公共支出对于居家照料的支持没能替代性地减少家庭照料(Christianson J B,1988)。也有研究发现,随着对社会照料利用的增加,对家庭照料的利用并没有显著影响(Christianson J B,1988;Motel K A et al. ,2005)。在本研究中,将"补充关系"界定为社会照料的介入并不会减少家庭照料的利用,其可能存在两种表现形式:一是社会照料的介入会显著增加家庭照料的可能性;二是社会照料的介入不会对家庭照料产生影响。在操作化时,体现为在控制其他条件下,社会照料对家庭照料的影响系数显著为正或者不显著,则视为社会照料的利用并没有减少家庭照料的利用,而是认为社会照料对家庭照料起补充作用,社会照料需与家庭照料合力共同发挥作用。

三是非线性关系,即社会照料对家庭照料的影响受社会照料类型等而有所差异,并非线性的替代或补充关系(Van Houtven C H et al. ,2004)。一些社会化照料服务(如机构照料)的提供(Gladstone J et al. ,2002)会替代性地减少家庭照料,但对另外一些社会照料(如日间照料服务等社区居家照料服务)(Ayalon L,2009;Martin M A,2007;Ward G C et al. , 2003)则并不会减少家庭照料的利用,两者之间关系依赖于社会照料的性质(Van Houtven C H et al. ,2004)。研究发现,日间照料中心工作人员不能完全替代家人,故社会照料服务会取代家庭照料是一种迷思(Stoller E P,1989),要驳斥各要素相互替代性(吕宝静,2001)。

与此同时,也有研究出于照料成本控制的考虑探讨了家庭照料对社会照料的影响,研究结论同样莫衷一是。有研究发现,家庭照料减少了居家健康照料服务利用并延缓了进入养老机构的时间(Van Houtven C H et al. ,2004);还有研究认为两者关系是相互补充的,即家庭照料并没有减少社会照料利用,同时使用社会和家庭照料都在增加(Liu K et al. ,2000),公共支出对于居家照料的支持没能替代性地减少家庭照料（Christianson J B，1988）。

在分析方法上，由于两种照料方式可能同时使用，或者先后使用、互为因果。此外，也可能有遗漏变量问题，因此会产生内生性问题（Bonsang E，2009）。然而，现阶段多数研究并没有控制内生性（Hanaoka C et al.，2008）。近年的相关研究逐渐注意到了内生性问题。在控制内生性的研究中，大多数利用横向数据采用工具变量方法（Bolin K et al.，2010；Bonsang E，2009；Gannon B et al.，2010；Hanaoka C et al.，2008），也有少数研究运用纵向数据控制内生性（Charles K K，2005；Van Houtven C H et al.，2004）。具体而言，研究所采取的分析方法包括两步应用模型（Two-part Utilisation Model）、纵向对数线性模型（Longitudinal Log Linear Model）、双障碍模型（Double Hurdle Model）等（Torbica A et al.，2015）。

2.1.4 老年人的照料质量与满意度

无论是家庭照料还是社会照料，要达到的效果是提升照料质量（Quality of Care），进而提高老年人的生活满意度。

对于照料质量的评估是指照料服务是否满足了老年人的需求，进而评估照料效果。特别是在医学领域一些研究聚焦于对照护服务质量的探讨，进而发展出一些测量指标。例如很多研究通过被照料者满意度问卷测量评估照料质量，也有一些研究开发出测量工具来评估老年人的照料质量。如 QUOTE-Elderly 量表，包括照料的连续性、支出、可及性，以及照料的过程（包括照护员是否有礼貌、信息对称性、照料者自主性等）（Sixma H et al.，2000；Fahey T，2003），并通过定量分析和定性访谈相结合的方法探讨照料质量及其影响因素。也有研究者将照料质量的关注点聚焦于照料需求的满足程度,进而产生"未满足的需求(Unmet Needs)"议题,曹杨通过对中国老年人照料需求满足程度的研究发现,1/10 的中国居家老人需要照料,其中约 3/5 的老人的照料需要尚未完全满足,而且这一风险愈演愈烈。照料需要未满足会进一步损害老年人生理、心理、社会层面的健康,提高老年人的死亡风险、住院风险、感到孤独的风险以及自评生活满意度变差的风险。此外,有学者通过探讨对社区居家照料服务均等化程度来体现照料服务质量。研究发现,对有照料需求的老年人来讲,各项社区居家照料服务总体上呈现出服务需求大于服务供给和服务供给大于服务利用的特征,且各项养老服务的供给、需求、利用结构存在明显城乡、区域差异,服务均等化程度有待进一步推进(丁志宏、曲嘉瑶,2019)。

提高照料质量的最终目的是提高老年人的生活满意度。虽然在老年照料研究领域大多数研究聚焦于对照料者而非被照料者生活满意度的研究,但在老年学、社会学和人口学领域,在非老年照料议题中,学者们更关注老年人的生活满意度或生活质量(邬沧萍,2002;孙鹃娟,2003;李建新、刘保中,2015)。总体而言,生活满意度是集合个体和社会发展角度全面评价生活优劣,既包括对客观生活环境、健康状况等的客观评价,也包括老年人的主观感受(Arnold S B,1991)。反映客观生活环境等的客观评价不能代替个体从其价值观和主观感受的角度评估(Diener E et al.,1997;李建新、刘保中,2015)。例如,对于相同的生活环境,不同个体可能存在不同的主观评价。本研究将探讨社会照料服务利用对老年人生活满意度的影响。

2.2　理论基础

2.2.1　福利多元主义与照料模型

1. 福利多元主义

老年人到晚年期有权利分享经济社会发展成果、享有社会福利,建立完善的社会养老服务体系是社会福利的组成要素。福利多元主义的提出对社会照料在整个照料服务体系中的定位和老年照料介入主体的判定具有深远影响。

福利多元主义(Welfare Pluralism or the Mixed Economy of Welfare)起源于 1978 年英国《沃尔芬得的志愿组织的未来报告》。1986 年,Rose 提出了福利三分法,即"社会总福利 = 家庭提供的福利 + 市场提供的福利 + 国家提供的福利"。其中,国家的角色在于提供福利,个体和家庭通过市场来购买福利,三者相辅相成、互为补充。1996 年,Evers 和 Olk 在福利三分法的基础上,提出了福利四分法,即加入了"民间社会",认为民间社会是政府、市场和社区之间的纽带。Johnson 则在国家、市场和家庭基础上增加了"志愿组织",认为志愿组织在福利的提供上发挥着重要作用。

福利多元主义给本研究的启示在于,将福利提供的主体划分为国家、市场和家庭以及后期的国家、市场、家庭、民间社会/志愿组织。这之后的研究者多将老年照料的提供主体划分为正式照料和非正式照料或家庭照料和社会照料。由于老年照料具有社会性和市场性双重属性,很难非常明确地厘清国家和市场之间服务提供的界限。故在老年照料领域多是将家庭照料划分为一类,即由具有亲属关系的家庭成员提供的照料为家庭照料;由家庭亲属以外的主体提供的照料称为社会照料。

对于家庭照料与社会照料之间的互动关系,主要包括以下两类照料模型:一是强调照料者角色介入次序的先后,即老年人日常生活照料的角色介入模型;二是强调社会照料与家庭照料关系的介入过程模型。

2. 介入次序模型:老年人日常生活照料的角色介入模型

研究显示,家庭成员往往在老年人日常生活照料中扮演着重要角色(杜鹏、王红丽,2014)。在中国,老年人日常生活照料的角色介入则遵循着近亲-远亲-朋友、邻居-社会的差序格局(姚远,2003;杜鹏、王红丽,2014)(图2-5)。夏传玲(2007)对造成这种角色介入次序的原因进行了分析,并提出了三个命题:一是成本命题,即如果照料者对老年人进行日常生活照料的介入成本越大,那么该照料者介入照料的可能性越低;二是邻近命题,即当被照料者与照料者的社会关系越近或者地理上越接近,其为老年人提供日常生活照料的可能性越大;三是责任命题,即当照料者对被照料者的责任感越大,其介入老年人日常生活照料的可能性就越大。

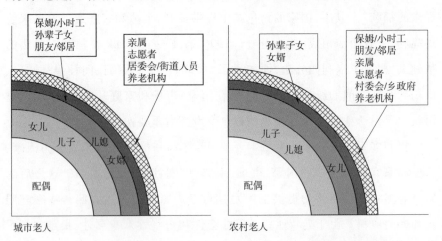

图2-5 城市和农村有配偶同住老人日常照料差序格局示意图

资料来源:杜鹏、王红丽,2014.

　　该模型的产生实际是从差序格局理论而衍生的。差序格局理论是费孝通先生在《乡土中国》中提出的,其最开始应用于分析中国乡土社会中的人际关系,认为中国传统的乡土社会与西方现代的契约社会不同。西方社会是"团体格局",以个人为本位,人与人之间的关系好像一捆柴,几根成一把,几把成一扎,几扎成一捆,条理清楚,成团体状态。中国社会则以宗法、宗族、宗亲为本位,将亲属关系与亲疏关系相联结,遵循着一种"差序格局"。所谓差序格局即是以自己为中心,向外围一圈是近亲,再外围是远亲,依此类推,类似于将石头扔到水里而荡漾起的波纹,越近越深的波纹表示与个体较近的社会关系,越远越浅的波纹则说明社会关系较远。这种人际关系网络的差序格局也体现在老年人的日常生活照料当中。长期以来,家庭成员往往扮演着老年人日常照料的重要角色,由于传统观念以及社会养老服务发展相对滞后,社会照料的介入相对较少。研究发现,中国老年人日常生活照料基本遵循传统的差序格局,但这种差序格局并不是一成不变的(杜鹏、王红丽,2014),而是随着照料成本、居住距离、责任大小和社会经济发展等而有所变化(夏传玲,2007)。

3. 介入过程模型

　　为了进一步探究家庭照料和社会照料之间的关系,研究者总结出社会照料对家庭照料的介入过程模型,大体包含以下 5 种:

　　(1)替代模型(Substitution Model)(Greene V L,1983)

　　该模型认为,社会照料与家庭照料是替代关系,一旦社会照料介入,其会替代家庭照料、减少家庭照料的利用。该模型也时常用于医疗照护的介入研究。

　　(2)任务分工模型(Task Specificity Model)(Litwak E,1985;Penning M J,1990)

　　该模型认为,社会照料与家庭照料是互为分工的关系。这种分工关系取决于照料服务任务的要求和性质。对于技术性、专业性较强的照料服务,将由社会照料承担,而对于专业性、技术性较弱的照料服务则由家庭成员承担,两者之间并无交界面(interface)。

(3)补充模型(Complementary Model)(Chappell N et al.,1991)

该模型认为社会照料替代家庭照料是一种迷思。社会照料与家庭照料的关系是补充关系。基于不断升级的照料需求,社会照料可以补充家庭照料,即社会照料与家庭照料共同发挥作用,而非完全替代家庭照料的功能。

(4)层级补偿模型(Hierarchical Compensatory Model)(Cantor M ,1979;1991)

该模型基于补充模型,进一步强调了补充的层级性,其类似于老年人日常生活照料角色介入次序的差序格局,认为老年照料的介入是从家庭到社会层层补充的,是按照一定次序互为补充。

(5)照料传递模型(The Covey of Care Model)(Kemp C L et al.,2013)

该模型建立于对以上4个模型批判的基础上(Ward G C et al.,2003)。上述4个理论模型大都为线性假设(Simplistic Causal Models),且都假设家庭照料是首选,而且对于经济、政治等宏观背景的考虑也处于缺位状态。但现阶段,照料主体的角色介入往往较为复杂,在居家、机构等不同场域下,照料模型的介入过程则体现为不同的特征。为此,有研究者以辅助型养老社区(Assisted Living Setting)为例建立了照料传递模型。该模型也是基于西方发达国家视域下的对本研究启示较大的理论模型。

该模型基于生命历程理论、社会生态学、社会女性主义、符号互动论,通过纵向分析,探究更宏观的社会经济作用(队列、城乡等)以及照料者与被照料者之间的协商、权力、责任等,而且被照料者被视为照料活动的参与者。该模型包括社会、社区、机构、个体层面因素,照料被视为协商的过程。在微观层面包括老年人的社会人口特征。在中观层面包括家庭因素、社区因素和机构因素。其中,对于家庭责任而言,协商由谁来照料老人是受每个个体是否有合理拒绝的理由的影响(如社会可接受的不能照料的理由),同时受过去经验、结构性安排、个人期待等的影响(Finch J et al.,1993;Gubrium J F,1988)。社区因素包括社区大小、位置、人口密度、经济社会资源等,这些因素会影响正式照料服务的范围和质量。也包括当地的劳动力市场,其影响正式照料者的受教育程度、工作机会、工资、训练程度等(Ball M M et al.,2005)。还要看当地社区社会联结的程度。小城镇的社会整合比大城市好(Perkins M M et al.,2012)。机构因素包括机构大小、位置、资源、员工水平、收住什么样的老人。小型的照料机构通常是服务中低阶层,资源较少、员工较少而且家庭支持较少的老年人(Ball M M et al.,2005;Perkins M M et al.,2004;Perkins M M et al.,2012)。宏观层面包括社会政策、制度等。该模型主要运用于社会照料模式下(Social Model of Care),而非医疗照料模式(Medical Model of Care)(Hyde J et al.,2008)。

2.2.2 机会成本视角

机会成本(Opportunity Cost)是指当稀缺存在时因选择而失去的机会值,是为了得到东西所放弃的东西(曼昆,2011)。就家庭照料的分工而言,如果家庭成员在劳动力市场上回报较高,其放弃工作转而照料父母的机会成本就大,比较优势较小。因此,这类家庭则更倾向于通过经济支持的方式购买社会照料以代替家庭照料;老年人则更可能通过利用社会照料而非依赖家庭成员,以实现资源的优化配置。对于人力资源禀赋较为丰富且在劳动力市场上回报较低的家庭来说,进行家庭照料的机会成本相对较小,比较优势较大,社会化养老服务对家庭照料的替代作用可能并不明显。同样,就家庭成员内部分工决策而言,受教育程度越高的子女,其照料父母的机会成本越大,则更倾向于提供经济支持;受教育程度较低的子女,则更倾向于提供日常照料（刘亚飞、胡静，2017）。就老年人不同的健康状态而言，理论上看，健康状况较好的老年人所需要的照料强度较小。如果照料者为了照料需求较少的老年而放弃工作或休闲，其机会成本则相对较高。此时利用社会照料来代替需求度相对较低的家庭照料则机会成本较低，有利于家庭成员的福利提升。反之，如果老年人的健康状况较差，亟须照料，且社会照料无法满足迫切的照料需求时，因照料老年人而放弃工作或休闲的机会成本相对较低，被照料者更可能因此而倾向于利用家庭照料。

机会成本视角对本研究的启示在于，在考虑社会照料对家庭照料的影响时需要考虑家庭照料资源禀赋（特别是家庭经济资源禀赋）和老年人健康状况的作用，即社会照料对于不同家庭经济资源禀赋的家庭和不同健康状况老年群体的照料行为的影响可能有所差异。对于经济资源禀赋较高的家庭来说，社会照料可能是替代作用，会减少老年人对家庭照料的利用；对于人力资源禀赋较高的家庭来说，社会照料可能是一种补充作用，其并不会减少对家庭照料的利用。对于健康状况较好的老年人而言，社会照料可能会在一定程度上替代家庭照料，降低家庭成员因此放弃工作或休闲的机会成本；对于健康状况较差亟须照料的老年人而言，家庭成员和老年人可能会在理性评估老年人照料需求的强烈程度和工作或休闲之间选择机会成本较低的家庭照料，完成家庭内部资源配置。

2.2.3 生命历程视角

生命历程是指个体在一生中会不断地扮演着社会规定的角色并经历一些社会事件，所扮演和经历的这些社会角色和社会事件往往随着年龄的变化而不同，且这些角色和事件是由社会建构的（Elder G H，1998）。生命历程视角企图寻找个体与社会的结合点，将生命的个体意义与社会意义相联结(包蕾萍,2005)。生命历程理论既提供了一种分析视角,也提供了一个分析框架。在运用生命历程视角进行分析时,需要考虑到个体本身的要素(如社会人口特征),同时也要考量其周遭的环境(Institutional Contexts),如家庭状况、社会经济发展状况、宏观政策等。为此,有学者提出生命历程理论的四原则:一是互相依存的生命(Linked Lives)。强调生命是嵌入在人与人的关系之中并受其影响。二是个体的生命历程嵌入在历史的时空之下以及他们所经历的事件之中,这些事件也塑造着个体的生命历程。一些重大的事件,例如经济危机或战争等会影响个体的心理发展、家庭关系、教育、职业选择等(Elder,1998)。三是时间的重要性,即生命事件或生活转变对于个体生命发展的影响取决于事件发生的时间。四是主观能动性。强调个体能够通过自身选择和行动来构建自身的生命历程(邹佳等,2013)。

从生命历程角度看,老年期依赖照料是被大家所接受的,是个体生命晚年所扮演角色的产物。而照料者与被照料者的关系互动不仅体现了个体之间的关系,也体现了个体与社会环境、所处的社会历史节点、地点和社会结构的关系(Kemp C L et al.,2013)。因此,在生命历程分析框架的指引下,在探究社会化照料对家庭照料的影响时,需要考虑以下几个要素:第一,由于生命历程理论强调生命的互相依存和关系建构,故要考虑照料者与被照料者的关系互动。有研究发现,代际关系较好的家庭会更倾向于家庭照料而非采用社会化的照料方式(刘二鹏、张奇林,2018)。第二,注重老年人自身能动性的发挥,而非将老年人仅仅放在被照料者的被动角色上。老年人的主观照料意愿往往被以往研究所忽视,因此在本研究中需要将老年人本身作为中心主体,着重考量老年人自身的照料意愿。第三,在分析社会照料对家庭照料的影响时,离不开现阶段中央和地方政府对于积极应对人口老龄化的重视。近年来,出台了大量政策措施完善社会养老服务体系,提高老年人照料质量,增强老年群体的获得感。因此,在分析社会照料与家庭照料的关系时离不开当下的社会情境。

通过以上分析可以看出，生命历程视角的启示在于，在考察社会照料对家庭照料的影响时，既包括个体层面老年人自身状况、主观意愿的考量，也包括老年人家庭状况的探索，同时也离不开宏观结构层面的当下积极应对人口老龄化的社会环境和重要举措。通过个体和结构的互动，来基于社会照料与家庭照料的关系，从而构建本土化的家庭－社会化照料模型。

2.2.4　结构功能主义理论

结构功能主义是社会学四大理论流派之一（其他三大流派为社会冲突论、符号互动论和交换论），其理论来源于古典社会学家孔德、斯宾塞、涂尔干和社会人类学家布朗、马林诺夫斯基的观点。结构功能主义的基本观点是通过分析现象（如事物或行为模式）的功能来解释该现象。具体而言，包括以下 5 点：一是系统优于部分；二是各部分在功能上相互联系；三是每一部分都有积极或消极功能；四是系统是由部分组成的有机体；五是社会主导状态是均衡且有序的。其基本特征在于，在研究层次上，强调社会的优先性；在研究取向上，着重研究社会结构和功能；在研究主题上着重探讨系统存在的基本条件。

结构功能主义的代表人物有帕森斯和默顿。其中，由于帕森斯的结构功能主义理论包容性较强，占据了 30 年的"霸权地位"，被称为"帕森斯时代"。故本研究主要借鉴帕森斯的结构功能主义理论，或称之为抽象功能主义。该理论假设社会是均衡的有机整体，各部分发挥一定的功能，社会秩序来自于功能的耦合。帕森斯在结构功能主义中发展出了社会系统理论。该理论认为，行动系统包括社会系统、人格系统、文化系统和行为有机系统。社会系统对行为产生约束性；人格系统是追求一定的目标，即具有目的性；文化系统是调节不同的规范；行为有机系统是社会各要素必须适应情境。由此，衍生出了 AGIL 功能分析模型。帕森斯在《社会系统》一书中认为,任何系统要想维持下去,就需要满足以下 4 个功能条件:A 适应(Adaption),G 目标达成(Goal Attainment),I 整合(Integration)和 L 潜在模式维系(Latency Pattern Maintenance)。适应主要是从外部环境获得资源;目标达成是目标获取功能,即最大限度地利用资源,以实现系统目标;整合是维持各部分内部协调;潜在模式维系是确保系统中行动的连续性,处理行动者内外部紧张问题。

结构功能主义理论给本研究的启示在于,该理论为本研究提出的中国居家老年人家庭 – 社会照料模型提供了一个分析框架。通过 AGIL 功能分析以及该理论对系统功能、稳定等议题的探讨,来将上述中国老年人日常生活照料的角色介入主体、次序、过程和效果作为主要构成要素。再加上宏观结构层面的照料政策制度等整合起来,并强调个体与社会的互动功能。具体对照料模型的理论分析详见第 8 章。

2.3　文献评述

已有老年照料相关文献探讨了老年人的照料需求、照料者角色介入主体、次序以及社会照料对家庭照料的影响和照料质量,同时借鉴相关理论作为理论基础。但是,在本土化研究中仍需进一步深入细化,具体体现在以下 5 个方面。

2.3.1　有关家庭照料和社会照料关系的本土研究缺乏

一是多国外,少国内。通过以上文献回顾可以看出,关于社会照料对家庭照料的影响研究多是在西方发达国家的视域之下的,多为欧洲(Suanet B,2012;Gannon B et al.,2010;García J R et al.,2008;Jimenez M S et al.,

2012；Swinkels J C et al. ，2016）、美国（Li L W，2005；McMaughan M D K et al. ，2012；Van Houtven C H et al. ，2004）的研究。由于中国社会照料特别是社区居家照料服务刚刚起步，对其关注程度近年来才有所提升，但对于两者关系的探讨仍然非常缺乏且认识还较为模糊。

二是多经济，少照料。在中国的相关文献中，多从经济视角探讨社会化养老保障体系对于子女对父母经济支持、代际转移支付的影响，来进一步探究养老保险的作用。然而，老年人除了经济需求外，由于其自身健康程度的衰退，对日常生活照料服务的需求也须加大重视，而从照料视角探究家庭照料和社会照料之间关系的研究少之又少。但随着中国人口老龄化程度不断加剧，对日常生活照料需求不断增加，需要从照料维度探讨两者关系以更好地分配家庭和社会照料资源。因此，亟须基于照料视角探讨社会照料对家庭照料影响的中国经验。

2.3.2 相关研究多为介入次序，不能反映介入过程及其异质性

一是，目前中国的相关研究多探讨了老年照料的介入主体及次序，认为其符合老年人日常生活照料的差序格局。同时，这种差序格局也在随着时代和社会生活情境的变化而发生变化，但对这种差序格局的异质性认识仍然不足。

二是，国内文献对于社会照料对家庭照料的介入过程研究较为缺乏，较少研究重点探讨社会照料对家庭照料的影响，且对于这种影响对不同主体的异质性少有较为细致、全面的研究。

三是，大多数关于社会照料与家庭照料之间关系的研究将社会照料概念化为一个变量。但随着研究的深入，将社会照料分为了社区居家照料和机构照料。然而，当研究点聚焦于社区居家照料服务时，极少有研究将社

区居家照料服务进一步分类（Byrne D et al. , 2009；Cohen M A et al. ,2001；
Jacobs M et al. , 2016；Litwin H et al. , 2009；Nordberg G et al. , 2005；
Swinkels J C et al. ,2016），有可能导致因忽略不同类型的社会照料对家庭
照料的影响机制不同而使得相关政策和实践导向的偏颇。本研究则依据
中国实际经验将社区居家照料服务（社会照料）分为医疗护理类社会照料
和居家养老类社会照料,并分别探究这两类社会照料对家庭照料的影响。

2.3.3 中国国情下的家庭－社会照料的相关理论和模型构建非常缺乏

总体而言,国外研究通过对家庭照料和社会照料（或正式照料和非正
式照料）关系的探讨归纳总结了一些照料模型,作为分析该社会情境下不
同照料形式及其关系的理论分析框架。但对于中国而言,有关家庭－社会
照料的相关理论和照料模型的构建都较为缺乏,影响了中国老年照料研究
的深入和理论创新。

本研究则结合中国特色和近年来社会养老服务体系建设的宏观背景,
基于老年人日常生活照料的介入主体、介入次序、社会照料对家庭照料的
介入过程和介入效果,构建以老年人为中心的,以家庭和社会照料资源为
主线的,在宏观政策和制度结构背景下的个体与结构互动的中国本土化的
居家老年人日常生活照料的家庭－社会照料模型。

2.3.4 研究方法上对内生性问题重视度不够

在社会科学领域,近年来越来越重视定量研究方法的精确性和科学
性。对于社会照料对家庭照料的影响而言,很多研究尚未考虑到由于互为
因果、遗漏变量等原因造成的内生性问题,由此可能使得研究结果出现偏

差(bias)。本研究运用全国性调查数据,在定量研究方法上注重对内生性的处理,利用联立方程模型探讨家庭照料和社会照料之间的关系,使研究结论更加准确科学。

2.3.5　研究视角上多将老年人视为被动接受的个体

在老年照料研究中,虽然有研究专门探讨老年照料的需求,但在探究实际照料过程中,多数研究将关注点放在照料者本身,探讨照料劳动对照料者的身体健康、心理健康等方面的影响。然而,照料是一种照料者与被照料者互动的过程,在照料过程中,不仅要考虑照料者的行为和意愿,也要考虑被照料者的养老观念、照料意愿等主观能动性,并将其纳入分析,将老年人视为照料过程中主观能动的主体,同时也呼应了现阶段积极应对人口老龄化所提出的积极的老龄观。

| 第 3 章 |

研究设计

3.1 研究框架

在家庭照料功能日渐式微和社会照料特别是社区居家照料服务迅速发展的背景下,本研究问题聚焦于社会照料是如何影响家庭照料的(图3-1)。为了回答该问题,本研究从现状、过程和效果维度提出了 7 个研究假设。

第一,在探究现阶段中国居家老年人日常生活照料需求的基础上,进行家庭照料和社会照料现状描述,即揭示当代中国居家老年人日常生活照料的角色介入主体和介入次序为何。在分析角色介入主体和介入次序时,在理论层面结合福利多元主义,利用老年人日常照料角色介入模型和差序格局理论进行分析;在实证方面利用中国老年社会追踪调查(CLASS)2016 年数据探讨谁来照料居家老年人,并探究其群体差异,检验研究假设 H1 和 H2。

第二,在厘清老年人日常生活照料角色介入主体及次序的基础上,本研究重点对于社会照料对家庭照料的介入过程进行了阐述。所谓介入过程主要指社会照料是如何影响家庭照料的,其对家庭照料是替代还是补充作用。在理论及政策层面,研究结合经济学理论中的机会成本视角以及老年学研究中的多种照料模型,形成理论框架和研究假设,并运用CLASS2016 数据实证分析社会照料对中国居家老年人家庭照料的影响,检验研究假设 H3 – H6。在总体影响之下,本研究分别就照料服务类型、家庭经济资源禀赋和老年人健康状况进行了分类:一是根据目前中国对社会照料供给和利用的实际,将社会照料划分为医疗护理类社会照料和居家养老类社会照料,分别探究这两类服务对家庭照料的影响。之所以将社会照料分为医疗护理类和居家养老类主要是由于以下原因:首先,两类服务的专业、技术性有所差异。医疗护理类的专业技术性虽然不及医院诊疗服务,但更强调生活护理,相对于居家养老类照料服务而言专业性和技术性较高。其次,在中国,政府在推进养老服务时往往扮演着主导性角色,即"党委领导、政府主导、社会参与、全民行动原则"。在政府 2018 年机构改革之前,医疗护理类照料服务主要由卫生计生部门推进,居家养老类照料服务主要由民政部门推进,两部门之间在政策导向、工作推进、监督落实等方面都有所差异。二是根据老年人及其家庭特点分为不同健康状况的老年人和不同家庭经济状况的老年人,探讨社会照料对不同健康程度老年人的替代或补充作用以及对不同经济资源禀赋老年人家庭的替代或补充作用。该分类是考虑到除了对照料角色中的社会照料进行分类外,还应当考虑对照料角色中的另一主要角色——家庭照料进行分类。根据机会成本理论,由于社会照料的付费性使得家庭需要有一定的经济条件才可进行购买,故特别考虑了分家庭经济资源禀赋(家庭经济状况)来讨论社会照料对家庭照料的影响。而且,由于无论是社会照料还是家庭照料,皆需要以老年人为中心。而老年人健康状况的差异则反映了照料内容的不同,进而可能影响社会照料对家庭照料的影响效果。故分老年人健康状况分别进行讨论。

第三,探讨社会照料的介入效果,即社会照料的介入会否提高老年人的生活满意度。结构功能主义理论表明,社会系统要想维持功能则需要有目的性,即目标达成功能。对于居家老年人日常生活照料而言,特别是当下中国大力发展的社会照料,其根本目的则是要提高被照料者——老年群体的生活满意度。本部分在揭示中国居家老年人生活满意度和生活状况的基础上探讨了社会照料对中国居家老年人生活满意度的影响,检验研究假设 H7。

第四,基于对以上 3 个问题的阐释,并结合生命历程理论和结构功能主义理论,在中国社会政策和相关制度的宏观背景下,构建符合中国国情的本土化的居家老年人家庭 – 社会照料模型。该模型既包括个体层面的老年人自身因素和主观能动性,也包括家庭照料和社会照料资源的介入,同时还包括宏观结构层面的政策和制度因素以及个体和结构的互动,其最终目标在于提高老年人的生活满意度。该模型的构建为老年照料的理论研究提供了本土化的理论分析框架。

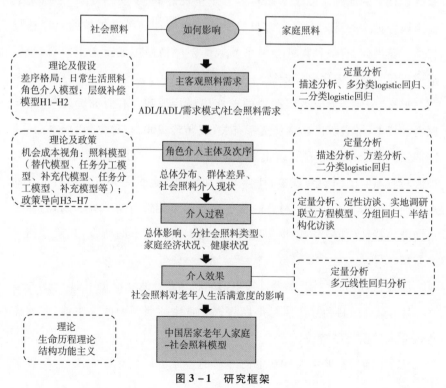

图 3 – 1　研究框架

3.2 理论框架与研究假设

3.2.1 中国居家老年人日常生活照料角色介入主体及次序理论框架

在探究社会照料和家庭照料现状时,主要运用了上述差序格局理论和老年人日常生活照料的角色介入模型(Role Involvement Model)理论。前文理论基础论述表明,老年人日常生活照料的角色介入主体主要包括家庭成员等家庭照料和提供社会化服务的社会照料,而两者的排列次序则符合先家庭后社会的原则。就家庭照料本身则呈现配偶、子女等近亲,之后是其他亲属等远亲的排列顺序。这与费孝通提出的社会关系领域的差序格局相类似。因此,有学者将社会关系领域的差序格局扩展至老年照料领域,形成老年照料的差序格局特征。

那么,为何会形成老年照料的差序格局特征呢?有研究者发现,这与照料的成本、邻近程度和责任关系有关(夏传玲,2007),称之为"成本命题""邻近命题"和"责任命题"。上述文献回顾部分已表明,当照料者面临着对被照料者不同的(机会)成本、社会关系和地理邻近度差异以及照料责任的差异而导致照料者对被照料者的角色介入的可能性有所差异。因此,对于不同群体特征(如城乡、婚姻家庭等)的老年人及其家庭而言,其差序格局会有所差异。

因此,本研究针对老年人日常生活照料角色介入状况提出如下假设:

H1:家庭照料和社会照料是老年人日常生活照料的两大主体,照料者角色介入遵循差序格局。

H2:中国居家老年人日常生活照料的差序格局具有群体性差异,即对

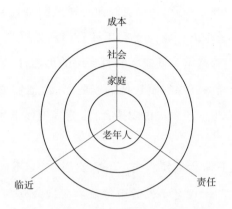

图 3 - 2 角色介入主体及次序理论框架

于不同城乡、婚姻家庭等照料角色介入的差序格局存在异质性。

3.2.2 社会照料对家庭照料影响的理论框架

总体而言,目前我国大力发展社会照料的理论前提是预期社会照料可以在一定程度上满足老年人的照料需求,缓解家庭照料压力,提升老年人的生活满意度。国外的一系列照料模型发现,社会照料对家庭照料的影响主要为补充或替代作用,在不同条件下替代或补充作用有所差异(图 3 - 3)。老年人日常生活照料既涉及社会主体,也涉及家庭主体,同时亦离不开老年人主体。

一是,研究表明,这种替代或补充作用与社会照料类型有关。医疗护理类社会照料的专业化程度相对较高,可以在一定程度上降低对老年人家庭照料利用的可能性,从而产生替代效应;居家养老类服务的专业性相较于医疗护理类较低,可能产生补充效应。

二是,在机会成本理论指导下,对于不同家庭经济资源禀赋的老年人家庭而言,其替代或补充作用有所差异。文献回顾部分已指出,对于家庭经济资源禀赋较好的家庭来说,家庭成员放弃工作或休闲来为老年人提供照料的机会成本较高。为此,他们更倾向于通过购买社会照料来为老年人提供照料。同时,老年人更倾向于利用社会照料以降低机会成本。因此,社会照料可在一定程度上降低家庭照料利用的可能性,减少对家庭成员的依赖。反之,对于经济资源禀赋较低的家庭而言,他们更可能与社会照料共同为老年人日常生活照料提供支持,而非更多地使老年人依赖社会照料来减少家庭照料。

三是,老年人日常生活照料离不开家庭、社会与不同健康状况老年人的互动,故要进一步考虑老年人健康特征。在机会成本理论看来,对于健康状况较好的老年人来说,家庭成员放弃工作或休闲而提供照料的机会成本较高,他们更可能通过购买社会照料来为老年人提供照料,老年人更倾向于利用社会照料以降低机会成本。所以,对于健康状况相对较好的老年人而言,社会照料对于家庭照料是替代作用。反之,对于健康状况很差的老年人来说,家庭成员更"值得"放弃工作或休闲照料健康状况很差的老年人,老年人仍需要家庭照料的支持,社会照料起到补充家庭照料的作用。

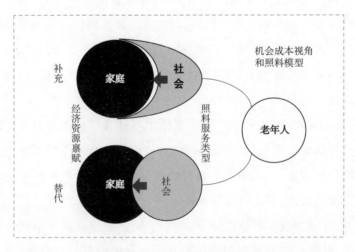

图3-3 介入过程(社会照料对家庭照料的影响)理论框架

基于以上分析,对于社会照料对家庭照料影响的研究假设如下:

H3:总体而言,社会照料可以减轻家庭照料负担,降低被照料者对家庭成员的依赖。

H4:具体而言,医疗护理类社会照料会对家庭照料产生替代作用,居家养老类社会照料对家庭照料产生补充作用。

H5:对经济状况较好的家庭而言,社会照料对家庭照料是替代作用,而对于经济状况较差的家庭而言,是补充作用。

H6:对于健康状况较好的老年人而言,社会照料对家庭照料是替代作用,而对于健康状况较差的老年人而言是补充作用。

H7:社会照料可以提高老年人的生活满意度。

3.2.3 中国居家老年人家庭－社会照料模型建构理论框架

在家庭－社会照料模型构建时,主要利用了生命历程理论和帕森斯的结构功能主义理论。如前文所述,生命历程理论的一个命题为强调个体的主观能动性。因此,在构建本土化照料模型时,需要考虑老年人主观的观念意愿。生命历程理论也强调,在考虑老年人、社会照料和家庭照料三者互动的过程中,除了根据上述机会成本理论和照料类型指导下社会照料对家庭照料的替代与补充关系外,也离不开宏观结构层面制度安排。在本研究中,需要在中国本土化的社会养老服务体系及相关政策制度设计之下进行探讨,故在照料模型中纳入了社会养老服务体系及相关政策作为照料模型构成要素。此外,对于模型中个体与社会结构的互动、照料模型稳定性等方面的分析主要借鉴了帕森斯的结构功能主义理论。该理论将老年人、家庭照料、社会照料等各个要素联结起来,强调个体与社会互动,研究通过AGIL功能分析对中国居家老年人家庭－社会照料模型进行分析,具体分析详见后文所述。

3.3　研究方法

本研究采取定量为主、辅之以定性研究的方法。

在定量分析方法上：在第 4 章主要探讨中国居家老年人日常生活照料需求，运用 2016 年中国老年社会追踪调查（CLASS）的调查数据进行统计分析。在描述分析的基础上，运用方差分析和多分类 logistic 回归（多值响应模型）重点探讨居家老年人日常生活照料需求的群体差异。

在第 5 章探讨中国居家老年人日常生活照料角色介入主体和介入次序，主要运用 CLASS2016 数据通过描述分析、方差分析和二分类 logistic 回归分析探讨老年人日常生活照料的角色介入的现状和群体差异。

在第 6 章重点探讨社会照料对家庭照料的影响，即社会照料是如何介入家庭照料的。研究表明，家庭照料和社会照料之间存在互为因果关系（纪竞垚，2019；汪润泉，2016）。例如，家庭照料的提供在一定程度上降低了社会照料使用的可能性，与此同时，社会照料也在一定程度上替代了家庭照料；又如，有研究显示，家庭照料与社会照料服务之间存在互为补充的作用，即家庭照料并不会降低社会照料的使用，社会照料会对家庭照料提供一些技术性的支持。反之，社会照料服务者也可能会劝说家庭成员增加对被照料者的照料支持（Langa K M et al.，2001）。当一些变量之间是相互影响时，特别是当某些变量在一个方程是作为自变量，而在另一个方程中是作为因变量，即变量之间存在联立性时，会违反 OLS 经典假设，若用 OLS 法估计每个方程，则会导致参照估计量是有偏不一致的。为解决该问题，学者们通常使用联立方程模型，该模型是应对互为因果造成的内生性问题和分析净效应的较为普遍的方法（张震，2004；纪竞垚，2019；Sasso A T L et al.，2002；黄伟伟等，2015）。

在本研究中,以社会照料对家庭照料总体影响为例,应用联立方程模型的主要思路在于:一是列出 2 个联立方程,第一个方程的因变量为家庭照料的可能性,自变量(控制变量)除了包括影响老年人家庭照料利用的相关影响因素外,还包括研究主要关注的社会照料。由于家庭照料和社会照料可能存在互为因果的关系。第二个方程的因变量则为老年人利用社会照料的可能性,自变量(控制变量)除了包括影响老年人社会照料服务利用的影响因素外,还包括第一个方程中的因变量——家庭照料。二是,检验上述 2 个方程的联立性,确认是否适合利用联立方程模型。三是,若联立性检验通过,则利用三阶段最小二乘法估计方程 1 和方程 2 的回归系数,回归系数若显著为负,则为替代作用。否则,为补充作用。

本研究联立方程模型所使用的估计方法为三阶段最小二乘法(Three-stage Least Squares,3 SLS)。三阶段最小二乘法是两阶段最小二乘法(2 SLS)的拓展,是 Theil 和 Zellner 在 1962 年提出的一种系统估计方法,被认为是能克服各结构式方程随机干扰项同期相关问题的估计方法。其基本思想是把联立方程模型的所有随机方程用一个等价的单方程模型表示,进而首先利用两阶段最小二乘法解决该模型存在的内生解释变量问题,再利用广义最小二乘法将模型变换为具有同方差和不相关的模型。如果联立方程模型是可识别的,且非奇异,三阶段最小二乘法的估计量是一致性估计量,且该估计量比两阶段最小二乘法的估计量更有效。具体而言,3 SLS 是 2 SLS 与似无相关回归(SUR)的结合。估计的具体步骤是,前 2 步对每个方程进行 2 SLS 回归,再根据前 2 步得到方程组的协方差进行估计。最后对整个系统进行广义最小二乘(GLS)估计得到最终结果。三阶段最小二乘法的优势在于,其不仅能克服单方程中存在内生变量估计的不一致问题,同时也考虑了方程间扰动项可能存在关联的情况,将方程组进行联合系统估计,使估计结果更加准确、有效(郑晓冬等,2018)。

需要说明的是,在本研究中,将社会照料替代家庭照料的操作化定义为社会照料的介入会使家庭照料的可能性变小,即操作化为在控制其他变量的条件下,社会照料对家庭照料的影响系数显著为负。而将社会照料对家庭照料是一种补充作用界定为社会照料的介入并不会影响家庭照料利用的可能性,或者社会照料的介入会显著增加家庭照料的可能性,操作化为在控制其他变量的条件下,社会照料对家庭照料的回归系数不显著或显著为正。

在第 7 章探讨社会照料的介入效果,即社会照料的介入会否提高老年人的生活满意度。本研究运用多元线性回归分析探讨了社会照料对老年人生活满意度的影响及群体差异。

研究在定量分析的基础上,为检验并更加深入地了解社会照料对家庭照料的影响机制以及结合中国特色构建中国本土化的居家老年人家庭 – 社会照料模型,辅之以定性访谈、实地调研方法。

本研究借助参加科研项目之便对北京地区的 10 位使用过社会照料的老年人进行半结构式访谈。其中,女性老人 6 位,男性老人 4 位。访谈主要围绕老年人及其家庭的基本社会人口特征、利用的社会照料服务类型、家庭照料资源禀赋(如有多少照料者、子女等家庭成员照料情况、家庭经济状况等)、社会照料对家庭照料的影响(是否有减少家庭成员的照料负担,哪种社会照料服务减轻了家庭照料的负担,哪种社会照料服务需要配合家庭成员共同照料)、社会照料是否提高了老年人的生活满意度,在哪个维度上提高其生活满意度等。

表 3 – 1　访谈对象基本状况

访谈对象	基本社会人口特征	家庭及社会照料情况
老年人 A	女性,80 岁,城市,生活基本可以自理,但需要 IADL 照料,讲话思路清晰。丈夫 85 岁,2016 年因脑梗失能住入养老机构。经济状况相对较好,夫妻两人养老金 1 万多元。有一对双胞胎女儿和 1 个儿子。	经居委会介绍,老年人 A 平时请保姆帮忙做饭、打扫房间,社区每年会免费体检,街道也会委托 LG 养老照料中心负责每两周一次的居家巡视探访工作。子女偶尔看望。

续表

访谈对象	基本社会人口特征	家庭及社会照料情况
老年人 B	男性,84 岁,城市,有 3 个女儿。目前插管鼻饲,长期卧床,经济状况中等,退休前为教师。	3 个女儿平时轮流 24 小时照顾。家属听说可以帮助老年人进行康复治疗后,将老年人送到康复中心进行为期 15 天的康复训练。
老年人 C	男性,79 岁,丧偶,城市,有 2 个儿子 1 个女儿,大儿子在国外。卧床但一天会起身两三次,经济状况较好,老人退休前为高级技工。	请保姆进行 IADL 照料,子女一周看望两三次。
老年人 D	男性,73 岁,丧偶,城市,有 1 个儿子 1 个女儿。基本生活自理能力除洗澡外其他皆可,经济状况一般,退休前为工人。	儿子办理病退长期与父亲住在一起照料老人。听说社区内建立社区养老服务驿站,陪伴老人去驿站内洗过澡。
老年人 E	女性,70 岁,城市,有 2 个儿子。ADL 不失能,但偶尔需要 IADL 照料。老伴健康状况较差,卧床,经济状况中等偏上,退休前为工人。	儿子每周至少看望一次。利用社区老年餐桌服务,几乎每天中午去社区打饭,带回家后协助丈夫吃饭。
老年人 F	女性,75 岁,农村,丧偶,有 3 个儿子。长期卧床,经济状况一般,小儿子在县城打工。	住在大儿子家,主要靠儿子和儿媳照料,小儿子会寄钱回家,偶尔也会住在二儿子处。通过儿子联系与支付,利用过上门洗澡服务。
老年人 G	女性,80 岁,农村,丧偶,独居但与子女居住距离较近。有 2 个儿子 1 个女儿。健康状况相对较好,偶尔需要 IADL 照料,经济状况较差。	儿子和儿媳几乎每天探望。村委会为村内 80 岁及以上的老年人提供免费的早餐,午餐 2 元,老年人主要在老年饭桌吃饭。
老年人 H	男性,72 岁,农村,有 3 个儿子 1 个女儿。健康状况相对较好,经济状况一般。	儿子和女儿至少一周看望一次。村委会每年会组织进行免费体检,老年人参加过免费体检和建立健康档案。

续表

访谈对象	基本社会人口特征	家庭及社会照料情况
老年人 I	女性,82 岁,农村,有 2 个儿子 2 个女儿。健康状况相对较好,经济状况较好。	女儿至少一周看望一次。利用过幸福晚年驿站的短期托养,通常因保暖问题冬天去幸福晚年驿站,夏天回自己家养老。
老年人 J	女性,89 岁,农村,丧偶,有 3 个儿子 1 个女儿。健康状况较差,长期卧床,经济状况较差。	居住在儿子家,主要由儿子、儿媳照料,女儿经常看望。利用过上门巡视探访服务。

注:笔者自行整理。

同时,借助相关项目对北京市 4 家社区服务机构(2 家养老服务驿站和 2 家社区卫生服务中心/卫计部门)和 2 家养老服务商进行实地调研和座谈。具体涉及相关社会照料的供给和利用情况。如哪种社会照料使用较多、老年人及其家属主要通过何种途径知晓社会照料、使用社会照料是否减少了被照料者对家庭成员的依赖、减少了哪类老年人的家庭照料等。

表 3-2 访谈社区服务机构及养老服务商基本情况

机构类型	基本情况说明
A 社区养老服务驿站	已成立运营两年,主要提供老年餐桌、养生护理、助浴、助医、日间照料、巡视探访、呼叫服务等,提供老年人日常活动室。运营商为某大型国企,连锁经营。
B 幸福晚年驿站	已成立运营一年,主要提供日间照料、短期托养、巡视探访、助浴、呼叫服务等相关服务,提供老年人日常活动室。运营商为村集体的企业。
C 社区卫生服务中心	已成立运营五年,主要提供免费体检、建立健康档案、康复辅具租用、寻医问诊等,具有医保资格。

机构类型	基本情况说明
D 乡镇卫生服务中心	已成立运营三年,主要提供免费体检、建立健康档案、寻医问诊等。
E 互联网医疗服务商	已成立运营一年,主要提供上门看病、上门打针、上门护理、远程医疗服务。
F 居家养老服务商	已成立运营三年,主要提供辐射各社区和各村老年人的巡视探访、上门做家务等服务,连锁经营。

　　为进一步完善第 8 章所提出的本土化的中国居家老年人家庭 - 社会照料模型,在厘清上述 3 个研究问题即中国居家老年人日常生活照料的角色介入主体和次序、介入过程和介入效果的基础上,结合中国宏观政策和制度特点,通过翔实的理论分析,形成以被照料者——老年人为中心,构建老年人、家庭照料、社会照料、政策和制度为一体,以提升老年人生活满意度为主要目标的中国本土化家庭 - 社会照料模型。基于此,形成了本研究的技术路线(图 3 - 4)。

　　此外,由于本研究对象为居家老年人,在操作化层面具体为居住在家的老年人。CLASS2016 调查主要为入户调查,即入户调查 2014 年调查过的存活老年人以及新增老年人。因此,能保证老年群体"居家"特征,不涉及入住机构的老年人。因此,本研究主要利用 CLASS2016 数据调查的对象作为研究对象。

3.4 技术路线

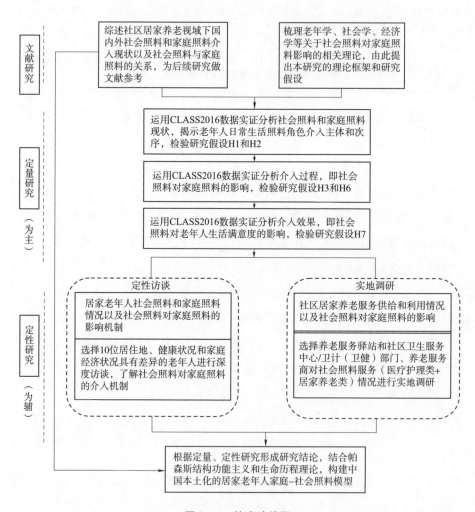

图 3-4 技术路线图

3.5　数据与变量

3.5.1　数据来源

考虑到样本的代表性、权威性和实效性,本研究利用中国老年社会追踪调查(China Logitudinal ageing Social Survey,CLASS)2016 年调查数据(简称"CLASS2016")。CLASS 调查是一个全国性、连续性的大型社会调查项目,由中国人民大学人口与发展研究中心、中国人民大学老年学研究所设计执行。

该数据对于中国的居家老年人具有比较好的代表性,且数据质量较高,具有一定的国际影响力。目前有越来越多的高质量研究利用了 CLASS 数据,其相对于中国健康与养老追踪调查(China Health and Retirement Longitudinal Study, CHARLS)以及针对高龄老年人的中国老年健康影响因素跟踪调查(The Chinese Longitudinal Healthy Longevity Survey,CLHLS)等中国大型老年调查而言,更加强调老年人的社会特征。对于老年人社会照料需求、利用等相关议题更为关注,是目前国内不可多得的高质量调查数据。CLASS 项目在 2014 年开展了第一次全国范围的基线调查,2016 年是基线调查之后的第一次全国范围跟踪调查。考虑到调查的时效性,本研究主要利用中国老年社会追踪调查(CLASS)2016 年调查数据。

CLASS 采用分层多阶段的概率抽样方法,调查对象为年满 60 周岁的中国公民。本次调查的调查对象共有 3 种:一是原存活老人,指 2014 年调查过的目前仍存活的老人,按照所提供的跟访名单进行入户跟踪调查。二是给定年龄、性别的新增补老人。新增补的老人替代 2014 年接受调查,但在调查时由于已经去世、迁移、失联等原因而无法继续跟踪访问的老人。

具体替代方法是:在该死亡、迁移的老人所在调查点,按照抽样框重新随机抽样,等量增补老人进行调查。三是死亡老人。对 2014 年调查过的、但本次调查时已死亡的老人,入户填写《中国老年社会追踪调查死亡问卷》。

项目调查范围覆盖全国 30 个省、自治区、直辖市共 476 个村、居委会。本研究所涉及的样本为原存活老人和新增补老人的个人问卷中的调查样本,总样本量为 11 494 人。

表 3 - 3　样本基本情况(N = 11 494)

变量	变量含义	百分比/均值(标准差)
性别	男性	50. 81
	女性	49. 19
年龄	单位:岁	70. 20(7. 57)
年龄组	60 ~ 69 岁	53. 92
	70 ~ 79 岁	32. 74
	80 岁及以上	13. 34
居住地	城市	58. 61
	农村	41. 39
受教育程度	文盲	28. 17
	私塾/小学	47. 32
	初中	12. 01
	高中及以上	12. 50
同住人数	单位:人	2. 72(1. 29)
婚姻状况	有配偶	70. 98
	无配偶	29. 02
健康自评	好	45. 78
	一般	35. 44
	差	18. 78

数据来源:中国老年社会追踪调查 CLASS2016,下同①。

表 3 - 3 显示了样本基本社会人口特征。总体而言,样本平均年龄约

———————

① 至本书写作结束之时,由于 CLASS2016 数据正处于内部清理期,尚未得到官方权威的权重变量,故在进行样本描述统计时仅展现了未加权样本情况,且对之后章节的回归分析结果尚不造成影响。若后续得到样本变量的权重,则需在此基础上进行样本加权,以展现总体情况。

为 70 岁,且低龄老年人口比例较多。城市老年人口约占 60%,大多数老年人有配偶。对于老年人的受教育程度,本研究将 2014 年已经调查过老年人的受教育程度根据调查对象编码一一对应到 2016 年当中,即 2016 年数据中老年人的受教育程度既包括 2014 年已经接受过调查的老年人的受教育程度,也包括 2016 年新增老年样本的受教育程度,也就是进行了缺失值的填补。对于老年人的健康状况,由于后文详细分析了老年人 ADL 和 IADL 状况,故在此主要就老年人健康的主观自评状况进行展示。数据显示,有 45.78% 的老年人认为自己健康,但仍有 18.78% 的老年人认为自己健康状况较差。

3.5.2　模型所涉主要变量

社会照料:主要指老年人对社会照料服务的利用情况。①在问卷中询问老年人"过去 12 个月,您是否使用过这些服务(上门护理、上门看病、康复训练、康复辅具租用、免费体检、建立健康档案、健康讲座、上门探访、老年人服务热线、陪同看病、帮助日常购物、法律援助、上门做家务、老年饭桌或送饭、日托站或托老所、心理咨询)以及询问老年人日常生活照料者是否包含保姆、小时工等"。如果老年人使用过其中至少 1 项社会照料服务,则赋值为 1,否则赋值为 0。②本研究进一步将社会照料分为医疗护理类社会照料和居家养老类社会照料。其中,医疗护理类社会照料包括上门护理、上门看病、康复训练、康复辅具租用、免费体检、建立健康档案、健康讲座以及在基本日常生活照料(ADL 照料)中使用社会服务,将使用过上述至少 1 项服务赋值为 1,否则赋值为 0,形成医疗护理类社会照料变量。③将上门探访、老年人服务热线、陪同看病、帮助日常购物、法律援助、上门做家务、老年饭桌或送饭、日托站或托老所、心理咨询和帮助老年人做家务的社会服务视为居家养老类社会照料。将使用过上述至少 1 项服务赋值为 1,否则赋值为0。

家庭照料:在调查问卷中,询问老年人"过去12个月,主要是谁照料您的生活起居?"将回答为配偶、儿子、儿媳、女儿、女婿、(外)孙子女或其配偶以及其他亲属视为家庭照料,赋值为1;将回答为由保姆、社会组织、政府等提供照料的赋值为0。

老年人健康:在模型中,主要涉及老年人的身体健康。老年人身体健康状况既包括老年人失能或功能障碍以及慢性病患病情况,也包括老年人的健康自评。①对于老年人基本生活自理能力主要用ADL测量,包括吃饭、穿衣、上厕所、大小便、室内走动、洗澡6项指标。对每项指标的回答分为"不需要别人帮助""需要一些帮助"和"完全做不了"3个程度。将"不需要别人帮助"赋值为0,"需要一些帮助"和"完全做不了"赋值为1,故0表示ADL完全自理,1表示ADL存在不同程度的失能。②IADL包括10项,打电话、梳妆、上下楼梯、外面行走、乘公共交通、购物、管理钱财、提重、做饭、做家务。每项同为上述3点评分,将"不需要别人帮助"赋值为0,"需要一些帮助"和"完全做不了"赋值为1。③为了更简洁地表示老年人在ADL和IADL上的自理能力,研究将在ADL和IADL完全自理的老年人赋值为0,而在ADL或IADL其中有1项不能自理的则赋值为0,用以整合老年人的自理情况。④CLASS2016问卷也对老年人的慢性病患病情况进行了测量,询问老年人"您现在是否患有慢性疾病"。患有慢性疾病为1,无自报慢性疾病为0。⑤对于健康自评,询问老年人"您觉得您目前的身体健康状况怎么样"。回答从"很健康"到"很不健康"5类,为了便于分析,研究将其划分为3类并进行方向转置,将"健康状况差"赋值为1,"一般"赋值为2,"健康状况好"赋值为3。

老年人家庭经济资源禀赋:本研究为了综合体现老年人家庭经济资源状况,将老年人的年收入、房产数量、资产拥有情况以及子女经济状况整合考量、加权计算老年人家庭经济资源变量。具体而言,问卷中关于老年人年收入是询问被调查对象"过去 12 个月,您个人总收入是多少";房产数量是指"您和老伴一共有几套房子";资产拥有状况是询问老年人"(除房子外)您和老伴还有以下资产吗? 现金储蓄、黄金等贵金属、古董、股票、基金、外汇、债券等理财产品、土地及其他"。如果老年人及其家庭有上述财产,则赋值为 1,否则赋值为 0。子女经济状况是询问老年人"您认为这个子女的经济状况",回答为"非常宽裕""比较宽裕""基本够用""比较困难"和"非常困难"5 类。为了分析需要,本研究将宽数据转置为长数据,即在分析子女特征时以子女为基础进行分析,将 5 类整合为 3 类赋值,即"困难"为 1,"基本够用"为 2,"富裕"为 3。为了整合上述经济相关变量,本研究根据刘西国、陈欣欣和石智雷(刘西国、刘晓慧,2018;陈欣欣、董晓媛,2011;石智雷、杨云彦,2012)的研究,将收入、房产数量、资产拥有情况和子女经济状况进行标准化,去量纲,随后将其同权加权,形成老年人家庭经济状况指数,随后计算该指数的均值,并将大于(等于)均值的赋值为 1,在均值以下的赋值为 0。至此,则将老年人家庭经济状况划分为二分类变量,即经济状况较好的赋值为 1,经济状况低于平均值、较差的为 0。

居住安排:本研究采取两种方式来操作化老年人的居住安排。一是老年人的同住人数,即问卷问题"您家现在与您常住(同吃同住,包含您本人)在一起的一共几个人"。二是问卷中问题"和您同吃同住的都有哪些人",回答包括配偶、未婚伴侣、儿子、女儿、父母、配偶的父母、兄弟姐妹、女婿、儿媳、孙子女或其配偶、外孙子女或其配偶、曾孙子女和曾外孙子女或其配偶、保姆及其他。本研究结合以上两个问题形成了以下居家老年人的居住方式:一是独居。当无人与老年人同吃同住时视为独居,独居老年人赋值为 1,非独居为 0。二是仅与配偶居住的老年人,将第二个问题回答为配偶或未婚伴侣共同居住,且尚未选择其他选项的赋值为 1,否则为 0。三是仅与子女同住。将第二个问题回答为儿子、女儿、父母、配偶的父母、兄弟姐妹、女婿、儿媳、孙子女或其配偶、外孙子女或其配偶、曾孙子女和曾外孙子女或其配偶,且尚未选择其他选项的赋值为1,否则为0。四是与配偶、子女及其他亲属同住。将同时选择与配偶及子女或其他亲属同住的赋值为1,否则为0。

养老观念:为了探究传统养老观念对于家庭或社会照料的影响,本研究将养老观念放入模型。主要有两种方式进行操作化:一是老年人"养儿防老"观念,强调老年人对家庭照料的看法。问卷中询问老年人"俗话说,养儿(子)防老,您同意这个观点吗",选项分为3类,同意赋值为1,由于"看情况而定"处于摇摆不定状态,其并未明确表明其倾向于养儿防老的态度与观念,故将"看情况而定"与"不同意"合并,赋值为0。二是老年人的主观照料意愿。询问老年人"您认为老年人的照料应该主要由谁承担",回答为政府、社会、子女、老人自己或配偶、政府/子女/老人共同承担。在模型构建中,将"政府和社会"赋值为1,"子女"赋值为2,"老人自己或配偶"赋值为3,"政府/子女/老人共同承担"赋值为4。

婚姻状况:问卷中将婚姻状况分为已婚有配偶、丧偶、离婚、未婚。为了便于研究,本研究将"已婚有配偶"视为有配偶状态,赋值为1,将"丧偶、离婚、未婚"视为无配偶状态,赋值为0。

年龄:对于年龄的测量,研究除了将年龄作为连续变量进行处理外,还对年龄进行了分类处理。一是将其分为三类,即60~69岁组(赋值为1)、70~79岁组(赋值为2)和80岁及以上年龄组(赋值为3),分别代表低龄老年人、中龄老年人和高龄老年人。二是为细化年龄测量,将其分为7类,即60~64岁(赋值为1),65~69岁(赋值为2),70~74岁(赋值为3),75~79岁(赋值为4),80~84岁(赋值为5),85~89岁(赋值为6),90岁及以上(赋值为7)。

性别:本研究以女性为参照类,将女性赋值为0,男性赋值为1。

居住地:本研究以农村为参照类,将居住地为农村赋值为0,城市赋值为1。

| 第 4 章 |

中国居家老年人日常生活照料需求

世界卫生组织《中国老龄化与健康国家评估报告》指出,人口特征和疾病谱的转变导致中国依赖照料的老年人的数量将显著增加。从 2010 年到 2050 年,中国总人口中依赖照料的比率将从 5.6% 上升到 6%(WHO,2016)。从绝对数字看,意味着将有 7 620 万人需要日常生活照料,其中至少有 6 600 万(60%)为 60 岁及以上的老年人。通常而言,老年人的日常生活照料分为基本日常生活照料和工具性日常生活照料。基本日常生活照料(简称"ADL 照料")是指由于老年人基本生活自理能力(ADL, Activities of Daily Living)失能造成的吃饭、穿衣、洗澡等基本日常活动和生活起居需要他人帮助的照料服务;工具性日常生活照料(简称"IADL 照料")主要是由于工具性生活自理能力(IADL, Instrumental Activities of Daily Living)存在障碍使得老年人在提重、做饭、做家务等工具性日常活动中需要他人帮助。

因此,本部分利用 CLASS2016 调查数据,在厘清当下中国居家老年人基本生活自理能力和工具性生活自理能力的基础上,探讨老年人在 ADL 照料和 IADL 照料方面的需求。此外,居家老年人的照料需求不仅体现在客观身体功能的衰弱造成的健康问题,其主观照料意愿也体现着老年人的照料需求模式。所以,本部分既讨论了老年人客观身体健康状况和照料需求,也对老年人主观照料意愿进行分析。

4.1 中国居家老年人的基本日常生活照料需求

基本日常生活照料需求是由于老年人的基本日常生活无法独立维持而需借助他人帮助导致的。通常而言,当老年人基本生活自理能力出现失能时,其健康状况相对较差。本部分在分析老年人基本生活自理能力的基础上探究老年人在 ADL 照料方面的照料需求和照料时间以及群体差异。

4.1.1 中国居家老年人的基本生活自理能力

世界卫生组织将失能(Disability)定义为完成多种日常活动的能力不足。最常用的功能健康的尺度是基本生活自理能力(ADL),归纳了个人完成的基本的、照料自己活动的能力。ADL 是综合反映老年人基本日常生活自理能力状况的一个指数。本研究采用问卷中关于基本生活自理能力的测量,即吃饭、穿衣、上厕所、大小便、室内走动、洗澡 6 项指标。每项指标的回答包括"不需要别人帮助""需要一些帮助"和"完全做不了"3 个程度。如果回答"完全做不了"或"需要一些帮助",判定为失能;如果回答"不需要别人帮助",判定为自理。如果没有 ADL 指标失能则判定为完全自理,1～2 项失能为轻度失能,3～4 项为中度失能,5～6 项则判定为重度失能(杜鹏等,2016)。

CLASS2016 调查数据显示,有 86.63% 老年人 6 项指标完全自理,11.31% 的老年人的 ADL 处于轻、中度失能,2.05% 的老年人为重度失能。该数据说明中国大多数(超过 8 成)居家老年人基本日常生活不需要照料。然而,如果利用 2016 年的数据对我国重度失能老人进行推算的

话,根据《2016 年社会服务发展统计公报》显示,截至 2016 年年底,全国
60 岁及以上老年人口 23 086 万人。以 2% 的老年人重度失能比例推算,
2016 年全国共有重度失能老人 462 万人。这些老年人则是家庭和社会
照料的主要对象。

老年人 ADL 失能状况存在性别、年龄和城乡差异。女性老年人失能比
例高于男性,女性老年人失能比例为 14.49%,而男性老年人失能的比例为
12.29%。农村老年人失能比例高于城市(表 4-1)。其中,农村老年人口
中有 14.27% 的老年人基本日常生活不能自理,而城市的比例为 12.64%。
而且,随着年龄的增加,老年人 ADL 失能比例不断提升。数据显示,60~69
岁低龄老年人口 ADL 失能比例为 7.58%,70~79 岁中龄老年人口为
16.45%,然而有近 30%(29.2%)的 80 岁及以上高龄老年人口基本日常生
活无法自理。从总体看,农村高龄老年女性面临更为严重的生活不能自理
问题,更需要家庭或社会照料。

表 4-1　分城乡和性别中国居家老年人 ADL 失能状况(%)

ADL 失能程度	城市		农村		百分比
	男性	女性	男性	女性	
完全自理	88.03	86.70	87.39	83.77	86.64
轻度失能	8.68	9.87	8.65	11.46	9.62
中度失能	1.38	1.69	1.96	1.88	1.69
重度失能	1.91	1.74	2.00	2.89	2.05

数据来源:中国老年社会追踪调查 CLASS2016,下同。

从每项 ADL 失能情况看,由于洗澡在 6 项功能中最为复杂,故与其他
相关研究结论相似的是,"不能自己洗澡"的比例最高(纪竞垚,2017),为
8.37%。其次为大小便控制,有 6.73% 的老年人存在大小便失禁现象。不
能穿衣、吃饭、上厕所和室内行走的比例相对较低,不超过 5%。

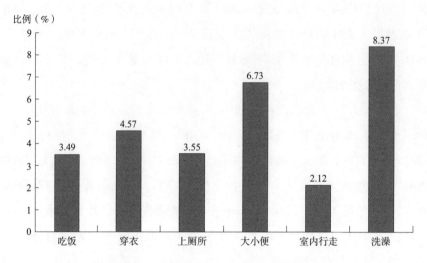

图 4 – 1　居家老年人 ADL 分项失能比例

4.1.2　中国居家老年人的 ADL 照料需求

虽然上述分析表明,有 13.3% 的老年人存在不同程度的基本生活能力(ADL)失能,但这并不意味着该类老年人都需要他人提供日常生活照料,因为健康老龄化是发展和维护老年健康生活所需的功能发挥过程,包括内在能力(Intrinsic Capacity)和功能发挥(Functional Ability)2 个维度(杜鹏、董亭月,2015)。这就意味着,虽然受个体身体功能影响的内在能力有所损伤,即存在不同程度的 ADL 失能状态,但通过建立友好的居住环境、采取有效的干预措施(如利用康复辅具等),仍然可以使其功能得到发挥,不依赖于他人照料。

因此,本研究通过问卷中"您现在需要别人在生活起居上(如吃饭、洗澡、穿衣、上厕所等)提供帮助吗?"来作为筛选变量分析老年人的基本日常生活照料需求(简称"ADL 照料需求")。此外,本研究也通过探讨老年人需要生活起居照料的时间来反映照料强度和照料特征。

从总体上看,CLASS2016 数据表明,需要 ADL 照料的老年人占老年人口总数的 7.66%。女性需要照料的比例显著高于男性($p = 0.001 < 0.05$)。女性老年人口中有 8.05% 需要 ADL 照料,而男性该比例比女性低 0.76 个百分点。农村老年人 ADL 照料需求显著高于城市($p = 0.000 < 0.05$)。农村老年人口中有 8.57% 需要 ADL 照料,而城市老年人为 7.01%。此外,年龄越大的老年人其 ADL 照料需求越高。数据显示,60~69 岁低龄老年人口中,仅有 4.45% 的老年人需要 ADL 照料,而 70~79 岁组老年人需要 ADL 照料的比例提高至 9.17%,对于 80 岁及以上的高龄老年人而言,需要 ADL 照料的比例高达 16.88%,比低龄老年人高出 12.43 个百分点。方差分析显示,不同年龄组老年人的 ADL 照料需求呈现显著差异($p = 0.000 < 0.05$)。通过对不同居住方式老年人的 ADL 照料需求分析发现(图 4 - 5),仅与子女共同居住的老年人群需要 ADL 照料的比例最高,为 13.9%,因为很多时候老年人由于需要照料才与子女同住。此外,仍有 7.59% 的独居老年人需要 ADL 照料,而且独居老年人需要照料时间相对其他三类居住方式的老年人而言更长,为 5.43 年。因此,对于这类老年人的照料需求需要进一步关注。所以,同 ADL 失能状况的分布相似,高龄、农村、女性、独居老年人的 ADL 照料需求需要重点关注。

对于需要 ADL 照料老年人的所需照料的时间,总体而言,老年人 ADL 需要照料时间平均为 4.81 年。数据显示,虽然老年女性的 ADL 照料需求高于男性,但就照料时间来看,男性需要照料时间更长,平均为 5.1 年,比女性多半年左右。此外,与周云等(2015)的研究结论相类似,城市老年人需要 ADL 照料的时间多于农村,其平均照料时长为 5.05 年,比农村多半年。中高龄老年群体需要照料的时间多于低龄老年人群。老年人 ADL 失能越严重,其所需的照料时间越长(p = 0.02 < 0.05)。例如,轻度失能老年人平均所需照料时间为 4.31 年;重度失能老年人平均所需照料时间为 5.17 年。

4.2 中国居家老年人的工具性日常生活照料需求

4.2.1 中国居家老年人的工具性生活自理能力

工具性生活自理能力(IADL)归纳了一个人完成较为复杂、多方面活动的能力以及与环境相互作用的能力。本研究采取 CLASS2016 问卷中关于 IADL 的测量。在 CLASS2016 调查中,工具性生活自理能力量表包括 10 项指标,即打电话、梳妆、上下楼梯、外面行走、乘公共交通、购物、管理钱财、提重、做饭、做家务。对于每个指标回答"不需要别人帮助""需要一些帮助"和"完全做不了"3 个程度。如果回答"不需要别人帮助",判定为 IADL 自理;如果回答"完全做不了"或"需要一些帮助"则判定为 IADL 失能。在本研究中,如果 10 项 IADL 都能自理则视为功能正常;1 ~ 5 项失能,视为功能低下;6 ~ 10 项失能,视为明显功能障碍(纪竞垚,2019)。

IADL 指标主要用于评估老年人独立自主生活的能力。调查数据显示,总体上超过六成的老年人工具性日常生活能力功能正常,不到三成老年人功能低下,约7%的老年人存在明显功能障碍。

老年人的工具性生活自理能力具有明显的城乡、性别差异。城市老年人 IADL 功能正常的比例为 67. 54%,明显高于农村老年人的 60. 33%(p = 0. 000 < 0. 05)。男性老年人 IADL 功能正常的比例为 69. 11%,高于女性老年人的 59. 77%(p = 0. 000 < 0. 05)。具体来看,城市男性老人 IADL 功能正常比例最高,为 71. 13%,而农村女性老年人 IADL 功能正常的比例最低,比城市男性老年群体低 18. 29 个百分点(图 4 - 2)。因此,女性老年人,特别是农村女性老人是日常生活辅助服务的重点支持人群。

随着年龄增加,老年人 IADL 功能正常比例呈逐渐下降趋势,IADL 功

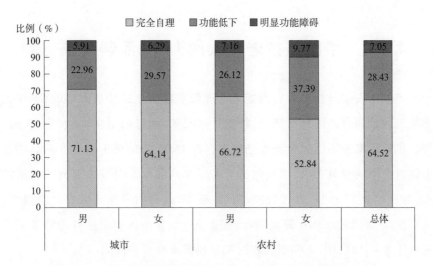

图 4-2　分城乡和性别中国居家老年人工具性日常生活能力状况

能低下和明显功能障碍比例随年龄的增加不断上升($p = 0.000 < 0.05$)（图 4-3）。60~64 岁组老年人 IADL 功能正常的比例接近 80%，但 75~79 岁组老年人 IADL 功能正常比例下降至不足一半，90 岁及以上老年人 IADL 功能正常的比例仅为 25.45%。IADL 功能低下和明显功能障碍比例随年龄的变化趋势表明高龄老年人在工具性日常生活能力方面较弱，社会养老服务体系的设计和相关制度安排需要重点关注需求较为迫切的高龄老人。

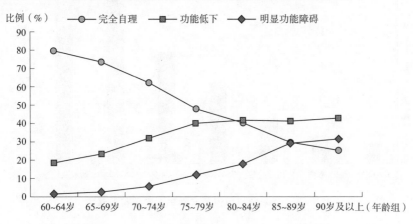

图 4-3　分年龄组中国居家老年人 IADL 失能程度

4.2.2 中国居家老年人的 IADL 照料需求

当老年人工具性生活自理能力出现低下或明显的功能障碍时,老年人无法完成较为复杂的日常活动,特别是做家务(如打扫卫生、洗衣服、洗碗)等。虽然做家务不能完全涵盖老年人群在 IADL 功能低下或存在明显功能障碍时全部的照料需求,但其包括了老年人日常生活时较大部分的生活需求,如打扫卫生、提重、做饭、洗衣服、洗碗等。同时,考虑到数据可获得性,本研究结合 CLASS2016 调查问卷,主要通过老年群体对做家务的需求来反映由于老年人 IADL 不完全自理时其照料需求和照料时间。

总体而言,有 11.01% 的老年人有帮忙做家务的需求,且存在明显的年龄差异($p = 0.000 < 0.05$)。随着年龄的增加,老年人需要帮忙做家务的需求逐渐提升(图 4 - 4)。数据表明,85 岁及以上老年人群需要帮忙做家务的比例接近 40%,比 60 ~ 64 岁年龄组的老年人高出近 35 个百分点。

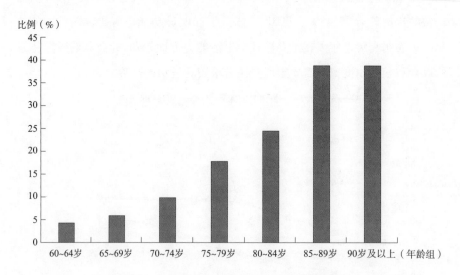

图 4 - 4　分年龄组中国居家老年人家务帮助需求

此外,农村老年人 IADL 照料需求显著高于城市($p = 0.000 < 0.05$)。有 11.63% 的农村老年人需要他人帮忙做家务,而城市居家老年人该比例为 10.56%。女性老年人需要帮忙做家务的比例略高于男性,其中,女性有 IADL 照料需求的占 11.07%,男性占 10.96%,但方差分析表明男女两性在 IADL 照料需求方面没有显著的性别差异。

分析不同居住方式居家老年人的 IADL 照料需求可以发现(图 4 - 5),仅与子女同住的老年人的 IADL 照料需求最高,为 22.24%。这也从一定程度上说明了有 IADL 照料需求的老年人更倾向于与子女同住,但严格意义上的居住方式与照料需求的因果关系仍有待进一步研究。此外,仍有 8.7% 的独居老年人有 IADL 照料需求,且平均需要照料时长为 5.1 年。由于缺少子女、配偶等"邻近命题"的照料资源,故对于该类老年人的照料需求需要重点关注。

在需要照料时长方面,居家老年人 IADL 照料的平均时间为 5.52 年。因为健康退化往往先从较为复杂功能(如提重、做家务、打电话等)开始,再慢慢退化到基本的、简单的活动(如吃饭、穿衣、上厕所等),所以需要 IADL 照料开始的时间较 ADL 照料开始的时间早,其需要照料的时长比 ADL 照料长。虽然总体上农村老年人需要 IADL 照料时长高于城市,照料时间随着年龄的增加有所提升,但尚未证明 IADL 照料时长存在显著的城乡及年龄差异($p > 0.05$)。

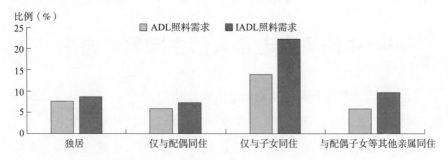

图 4 - 5　分居住方式中国居家老年人 ADL 和 IADL 照料需求

如果将 ADL 照料与 IADL 照料综合来看,有 13.83% 的居家老年人需要日常生活起居照料或者需要帮忙做家务。老年人日常生活照料需求存在性别、城乡和年龄差异(表 4-2)。数据表明,女性、农村和高龄老年人群相对男性、城市和低龄老年人群有更多的照料需求。

表 4-2　分性别、城乡、年龄中国居家老年人照料需求(总体)

		比例(%)	F 值	P 值
性别*	男性	13.56	3.71	0.054
	女性	14.12		
居住地**	城市	12.96	49.34	0.000
	农村	15.01		
年龄组**	60~69 岁	7.63	1 765.98	0.000
	70~79 岁	16.48		
	80 岁及以上	32.40		

注:* $p < 0.1$,** $p < 0.01$.

综上,在对中国居家老年人基本生活自理能力和工具性生活自理能力现状揭示的基础上探讨了中国居家老年人 ADL 照料需求和 IADL 照料需求。研究发现,有近 14% 的中国居家老年人有日常生活照料需求且需要照料时间较长,约为 5 年。同时,中国居家老年人的照料需求存在群体差异,农村高龄女性老年人的照料需求更为强烈。

4.3　中国居家老年人的主观照料需求

生命历程理论中有关个体能动性的假设认为,在考虑某些社会事件或相关决策时,个体的主观能动性发挥着重要作用。对于中国居家老年人日常生活照料需求而言,除了客观层面由于 ADL 或 IADL 失能以及慢性疾病可能带来的照料需求,其主观照料意愿也在一定程度上反映出个体对照料者角色介入的选择。

对于老年人主观照料意愿的测量,很多研究将关注点聚焦于从老年人角度探讨其认为日常生活照料应当由谁承担(陆杰华、张莉,2018;纪竞垚,2016;丁志宏,2014)。因此,本研究主要利用 CLASS2016 问卷中"您认为老年人的照料应该主要由谁承担"来探讨老年人的照料需求模式。此外,由于社会照料是本研究的一个关注点,故在本部分加入了老年人对社会照料(包括医疗护理类服务和居家养老类服务)的需求状况。

4.3.1　中国居家老年人的照料需求模式

有研究发现,伴随着工业化、城市化和现代化转型,现阶段中国老年人的照料需求模式正在发生转变(纪竞垚,2016)。社会环境的变化在一定程度上影响着老年人的主观照料意愿,老年人照料需求"去家庭化"趋势明显(丁志宏,2014;Mair CA et al. ,2016)。陆杰华等(2018)根据老年人的主观照料意愿将照料需求模式分为 3 类:认为应由子女、配偶、老年人自己等家庭照料称之为传统照料模式;认为应由政府、社会、社区等正式照料资源承担的称之为社会化照料模式;由政府、子女、老人等共同承担的称之为转型期照料模式。本研究借鉴其分类标准并结合论文主题的相关名词论述同样将中国居家老年人的照料需求模式划分为 3 类,即家庭照料需求模式、社会照料需求模式和转型照料需求模式。其中,家庭照料需求模式是指调查对象认为老年人的照料责任应由子女、老人自己[①]或配偶承担;社会照料

----

① 由于问卷设置,本部分的家庭照料需求包括了"老年人自己照料",其与前文中探讨老年人"家庭照料"中不包括老年人自我照料并不矛盾。因为此处主要强调主观照料意愿,自我养老越来越成为老年人所期望的养老方式,而前文"家庭照料"则强调实际照料者。为探讨家庭照料与社会照料的关系,故突出实际照料中由他人照料的行为。总之,由于主观照料意愿与实际照料行为所关注的焦点不同,故在界定上有细微差别。

需求模式是指调查对象认为老年人的照料责任应由政府或社会承担;转型照料需求模式是指调查对象认为老年人的照料责任应由政府、子女或老人共同承担。现阶段中国居家老年人的主观照料意愿和照料需求模式如何?有无群体差异?

CLASS2016 数据表明,有约 40% 的居家老年人认为老年人的照料应由子女承担,有 10.41% 的老年人认为照料应由自己或配偶承担,但同时也有 41.18% 的老年人认为照料应由政府、子女和老年人自己共同承担(图 4 - 6)。

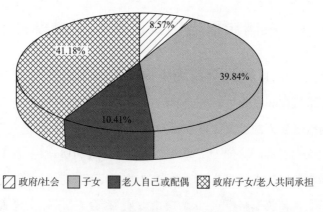

政府/社会　　子女　　老人自己或配偶　　政府/子女/老人共同承担

图 4 - 6　中国居家老年人主观照料意愿

在照料需求模式方面,现阶段家庭照料需求模式仍然是居家老年人主要的需求模式,但是通过表 4 - 3 可以明显看出,处于转型照料需求的老年人与家庭照料需求的老年人比例更为接近。有 8.57% 的老年人认为照料应由政府或社会承担,属于社会照料需求模式。此外,老年人的照料需求模式存在性别和城乡差异。受传统养老观念影响,农村、女性居家老年人家庭照料需求模式比例更高。相对农村而言,更多的城市老年人更倾向于转型照料需求模式和社会照料需求模式。

表 4 – 3　分性别、城乡中国居家老年人照料需求模式(%) (N = 10 787)

	总体	城市		农村	
		男性	女性	男性	女性
社会照料需求模式	8.57	8.96	10.11	8.48	5.79
家庭照料需求模式	50.25	48.66	47.45	52.92	53.91
转型照料需求模式	41.18	42.38	42.44	38.60	40.31

通过分析不同居住方式下居家老年人的日常生活照料需求模式可以发现(表 4 – 4),对于社会照料需求模式和转型照料需求模式而言,独居老年人需求比例最高。对于家庭照料需求模式而言,仅与配偶同住、与子女同住的老年人更倾向于家庭照料需求。该发现表明,老年人的意愿与行为显著相关。当老年人具有社会照料需求或者转型照料需求时,其更倾向于独居的居住方式。反之,当其与配偶或子女同住时,老年人更倾向于家庭照料需求模式。这给我们的启示是,随着中国老年人空巢化、独居化,老年人的照料需求模式也将逐渐由家庭照料需求模式向转型照料需求模式和社会照料需求模式转变。

表 4 – 4　分居住方式中国居家老年人照料需求模式(%) (N = 10 787)

	独居	仅与配偶同住	仅与子女同住	与配偶子女或其他亲属同住
社会照料需求模式	10.98	8.51	6.92	8.58
家庭照料需求模式	46.59	51.04	51.10	50.18
转型照料需求模式	42.42	40.45	41.97	41.25

为了进一步探究老年人照料需求模式的异质性和影响因素,本研究利用多分类 logistic 回归模型分析了不同社会人口特征、经济状况、家庭状况、养老观念对老年人照料需求模式的影响(表 4 – 5)。该模型以社会照料需求模式作为参照类。回归结果表明,相对于社会照料需求模式,农村老年人更倾向于家庭照料需求模式。受教育状况与照料需求模式选择显著相

关。受教育程度越高、经济状况越好,选择家庭照料需求模式越低、社会照料需求模式越高。值得注意的是,"养儿防老"观念与老年人的照料需求模式显著相关。没有养儿防老观念或处于摇摆、转型期养老观念的老年人更倾向于社会养老模式而非家庭养老模式。当居家老年人明确表示不同意养儿防老时,其也更可能倾向于转型照料需求模式。

表4-5　中国居家老年人照料需求模式回归分析

		系数	标准差		系数	标准差
	性别(女)	0.003	0.002		-0.147*	0.071
	年龄	0.013	0.011		0.005	0.011
	城乡(农村)	-0.530*	0.171		-0.219	0.172
	婚姻状态(无配偶)	0.158	0.162		0.158	0.163
	健康状况(好)					
	一般	0.092	0.144		-0.090	0.146
	差	-0.152	0.192	转型照料需求模式	-0.009	0.191
家庭照料需求模式	受教育年限	-0.039*	0.019		-0.008	0.019
	同住人数	0.045	0.054		0.013	0.054
	子女数量	0.060	0.064		0.053	0.064
	收入对数	-0.070*	0.035		-0.047	0.034
	房产数量	0.153	0.185		0.063	0.187
	养儿防老观念(同意)					
	视情况而定	-0.775**	0.145		-0.623**	0.156
	不同意	-0.902**	0.184		0.744**	0.184
	截距	0.773	0.848		2.083*	0.848
	N			9069		
	R^2			0.024		

注:参照类是社会照料需求模式,变量括号内为参照类,$*p < 0.05$,$**p < 0.01$。

4.3.2　中国居家老年人的社会照料需求

由于社会照料是本研究的关注重点,故在此部分单独着重探讨中国居家老年人社会照料需求的特征。

近年来,政府大力推进社会照料,在医疗领域推进免费体检、上门看病等服务,在养老领域发展上门探访、日间照料等社区居家照料服务。但老年人对这些服务的需求如何? 老年人对哪类照料服务需求更为迫切? 城乡老年人对这些服务的需求有无群体差异? 他们会否花钱购买社会照料? 通过对老年人社会照料需求的分析,可以在一定程度上为社会养老服务供给和供求精准对接提供实证支撑。

CLASS2016 问卷中分别对居家老年人的医疗护理类和居家养老类社会照料服务需求进行了询问,但对两类服务的询问方式有所差异。对于医疗护理类照料服务,主要通过询问老年人"是否需要提供上门护理服务/上门看病服务/康复训练服务/康复辅具租用服务/免费体检服务/建立健康档案服务/健康讲座服务",直接询问老年人的主观需求;对于居家养老类服务,其更倾向于探讨老年人的有效需求,即询问老年人"是否会花钱购买上门探访服务/老年人服务热线服务/陪同看病服务/帮助日常购物服务/法律援助服务/上门做家务/老年饭桌或送饭服务/日托站或托老所/心理咨询服务"。

对于医疗护理类照料服务,总体上有 51.4% 的居家老年人有医疗护理照料需求。其中,免费体检需求比例最高,达到 47.32%,且农村老年人更需要免费体检,比城市老年人高 1.31 个百分点。有 26.33% 的老年人对建立健康档案有需求。城市老年人比农村老年人的需求比例更高,城市老年人需要建立健康档案的比例比农村老年人高 3.46 个百分点。上门看病、健康讲座服务的需求比例在 20% 左右。而上门护理、康复训练和康复辅具使用的需求比例不及15%,且对上述照料服务的需求城市老年人群略高于农村(图4-7)。

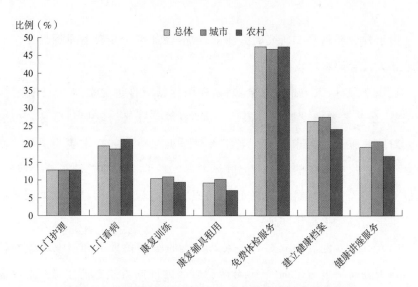

图4-7 分城乡中国居家老年人医疗护理类照料服务需求

为进一步考察家庭资源(如家庭照料人力资源、经济资源等)对中国居家老年人医疗护理类社会照料的影响,本研究以老年人是否需要医疗护理类社会照料作为因变量,自变量为老年人的家庭资源,如居住方式、子女数量、经济状况,控制变量为老年人基本社会人口特征、健康状况以及养老观念,进行二分类 logitic 回归。表4-6 显示了家庭资源对中国居家老年人医疗护理类社会照料影响的回归分析结果。结果显示,在控制老年人的基本社会人口特征、健康状况等因素后,独居老年人相对于与配偶、子女同住的老年人更具有医疗护理类社会照料需求。此外,对于经济状况较好的居家老年人而言,如收入更高、房产更多的居家老年人更具有医疗护理类社会照料需求。因此,我们基本可以得出以下结论,即当家庭人力照料资源较少或经济资源较多时,老年人更倾向于具有医疗护理类社会照料需求。另外,年龄越大、健康状况越差、养儿防老观念较弱的老年人更倾向于具有医疗护理类社会照料需求。

表 4－6　家庭资源对中国居家老年人社会照料需求影响的回归分析

	医疗护理类		居家养老类	
	发生比	标准误	发生比	标准误
性别(女)	0.947	0.045	1.07	0.075
年龄	1.013***	0.004	1.004	0.005
城乡(农村)	0.983	0.052	1.655***	0.139
婚姻状态(无配偶)	1.071	0.095	0.889	0.114
健康状况(好)				
一般	1.311***	0.068	1.143*	0.085
差	1.694***	0.112	1.031	0.102
受教育年限	1.004	0.006	1.037***	0.008
居住方式(独居)				
与配偶同住	0.73**	0.077	0.976	0.149
与子女同住	0.869*	0.072	1.106	0.141
与配偶子女及其他亲属同住	0.976	0.106	1.071	0.168
子女数量	0.962**	0.019	0.866***	0.026
收入对数	0.939***	0.011	0.975	0.016
房产数量	1.146**	0.067	1.885***	0.153
养儿防老观念(同意)				
视情况而定	1.789***	0.042	1.412***	0.107
不同意	1.837**	0.058	1.439***	0.139
截距	0.709	0.196	0.051***	0.02
N	7 756		8 425	
R²	0.019		0.041	

注：$*p<0.1$, $**p<0.05$, $***p<0.01$

对于居家养老类照料服务,研究更进一步对其有效需求进行分析,探讨老年人是否会花钱购买服务。相对于医疗护理类照料服务需求,当询问老年人会否花钱购买居家养老类社会照料时,其需求意愿相对较小。总体上有11.89%的老年人表示会花钱购买居家养老类照料服务(图4-8)。其中,老年饭桌或送饭服务、上门做家务以及日托站或托老所是老年人更加需求的养老服务。有7.74%的老年人表示会花钱购买送餐服务,且城市老年人显著高于农村($p = 0.000 < 0.05$)。城市老年人的需求比例超过10%,而农村仅为4.48%。从各类需求的城乡差异来看,城市老年人在各项居家养老服务的需求的比例显著高于农村($p = 0.000 < 0.05$)。这一方面说明农村老年人传统养老观念的影响较为深远,对社会照料这一新兴事物的接受程度较低;另一方面也说明农村老年人购买力有限。在分析上述医疗护理类服务时,对于上门看病、免费体检服务等农村老年人的需求高于城市,但当提及"花钱购买"时,其需求比例出现明显降低。这给我们的一个启示是,当我们以"需求"作为研究视角时,需要着重关注其有效需求,才可避免结论偏颇和由此带来的资源浪费。

通过进一步考察家庭资源对中国居家老年人居家养老类社会照料的影响发现(表4-6),在控制老年人的社会人口特征、健康状况后,子女数量越少、房产数量越多的老年人更倾向于具有社会照料需求。此外,城市、受教育程度较高、健康状况较差的老年人,更倾向于具有居家养老类社会照料需求。通过回归分析我们可以发现,城市、受教育程度高、高龄、健康状况差、经济状况好和家庭照料资源较少的老年人更倾向于具有社会照料需求。

通过进一步对比老年人对医疗护理类社会照料和居家养老类社会照料的需求,我们可以看出居家老年人对医疗护理类服务的需求远高于居家养老类服务需求。这其中可能存在两个原因:一是老年人对于居家养老类服务的需求确实低于医疗护理类社会照料;二是,当涉及"花钱购买"时,真正的有效需求相对于主观需求而言更低。虽然从数据上无法得知具体是哪种原因抑或两者兼具,但通过实地调研和访谈,一些老年人,特别是农村老年人表示,"如果是政府免费提供,那么我就需要;但如果是花钱买,就算了"(老年人 J)。所以,我们更倾向于认为,老年人对于社会照料的需求呈现一定程度上的主观需求高但有效需求低的倾向。

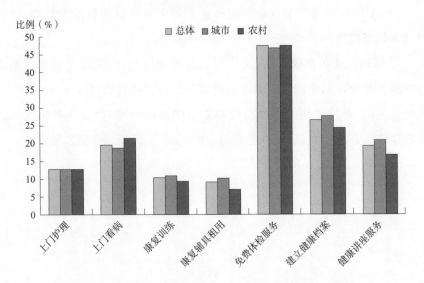

图 4 - 8　分城乡中国居家老年人居家养老类照料服务需求

4.4　本章小结

本章主要利用 CLASS2016 数据对中国居家老年人的日常生活照料需求进行分析,既包括客观维度的由于老年人身体健康衰弱或慢性疾病带来的日常生活照料需求,也包括老年人主观的照料需求模式和社会照料服务需求。总体上得出以下结论:

(1)总体上,中国居家老年人需要照料时间较长、强度较大。有近14%的中国居家老年人有日常生活照料需求且需要照料时间较长,约为5 年。

（2）中国居家老年人的照料需求存在群体差异，农村、高龄、女性、独居老年人的照料需求需要进一步关注。

（3）现阶段家庭照料需求模式仍然是中国居家老年人主要的照料需求模式，但转型照料需求模式已然凸显。

（4）中国居家老年人存在一定程度上的主观社会照料需求较高，但有效需求较低的倾向。

（5）城市、受教育程度高、高龄和健康状况较差、经济状况较好以及家庭照料资源较少的中国居家老年人更倾向于具有社会照料需求。

（6）中国居家老年人的社会照料需求中，医疗护理类的免费体检和建立健康档案需求较高，居家养老类的老年饭桌、上门做家务需求较高。

第 5 章

中国居家老年人日常生活照料
角色介入主体和介入次序

当老年人产生照料需求时,往往会激发家庭成员和家庭外部的照料资源(夏传玲,2007)。中国居家老年人日常生活照料的角色介入主体主要考察了谁来照料老年人的日常生活。老年人的照料内容因处于不同的健康状态而有所不同,其照料者分布也有所差异。通常而言,对于基本日常生活失能的老年人来说,照料内容主要包括喂饭、帮助穿衣、协助上厕所、协助室内行走、帮助洗澡等;工具性日常生活有障碍的老年人主要需要提供做家务的帮助或服务。CLASS2016 调查中询问老年人"过去 12 个月,主要是谁照料您的生活起居?① 与您的关系?"来分析老年人基本日常生活(ADL)照料(以下简称"ADL 照料");"过去 12 个月,主要是谁在帮您做家务?②"来分析老年人工具性日常生活(IADL)照料(以下简称"IADL 照料")。

---

① 问卷中将"生活起居"照料界定为在如吃饭、洗澡、穿衣、上厕所等 ADL 方面提供帮助。
② 问卷中将"做家务"界定为对如打扫卫生、洗衣服、洗碗等在工具性生活自理能力上需要帮助的老年人提供帮助。

5.1 中国居家老年人日常生活照料角色介入主体及次序的总体分布

总体而言,中国居家老年人日常生活照料资源主要包括家庭照料和社会照料。从主要照料者分布来看,绝大多数(近96%)老年人日常生活照料依靠家庭成员(包括配偶、子女及其他亲属),主要依靠社会照料的老年人不到4%(图5-1)。然而,就主要照料者具体的介入比例来看,社会照料的介入比例并非低于所有类别的家庭照料,即无论从 ADL 照料还是 IADL 照料来看,主要照料是由社会照料提供的比例大于女婿、孙子女及其他亲属提供的比例。但由于社会照料的介入比例与孙子女及其他亲属的比例相对较小,在后续分析中将上述主体划分为一类。

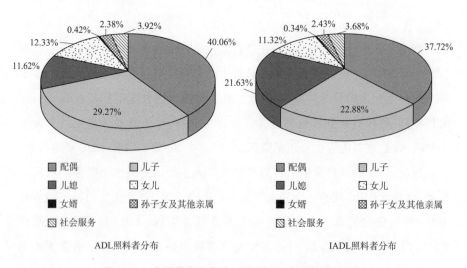

图5-1 中国居家老年人 ADL 和 IADL 照料者分布

在探讨老年人日常生活照料的介入次序时,除了以主要照料者介入比例或"覆盖面"作为衡量标准外,仍需结合其介入程度进行综合判断。通常而言,介入程度主要通过照料时间/频率反映(夏传玲,2007;杜鹏、王红丽,2014)。表5－1和表5－2分别反映了居家老年人 ADL 和 IADL 照料的介入频率。在对各介入主体进行分类时,由于"女婿"作为主要照料者的比例极小,不到1%,故将"女儿及女婿"划分为一类。但"儿媳"扮演着重要的照料角色,故与"儿子"分开讨论。此外,社会服务包括保姆、小时工、社会组织机构及村居工作人员以及朋友邻居等。其中,由于朋友邻居所占比例极小,不超过0.5%,因其不属于家庭成员范畴,与被照料者无血缘关系或孝道责任,故把朋友邻居合并至社会服务类别。

表5－1　中国居家老年人 ADL 主要照料者的照料频率(%)

	几乎天天	每周至少一次	每月至少一次	一年几次	合计
配偶	89.51	8.39	1.75	0.35	100
儿子	79.43	13.4	5.74	1.44	100
儿媳	89.12	7.23	3.61	0.04	100
女儿及女婿	72.53	17.58	7.69	2.20	100
孙子女及其他亲属	82.25	17.63	0.10	0.02	100
社会服务	82.14	14.26	3.57	0.03	100

表5－2　中国居家老年人 IADL 主要照料者的照料频率(%)

	几乎天天	每周至少一次	每月至少一次	一年几次	合计
配偶	96.00	2.89	0.67	0.44	100
儿子	80.59	15.38	3.66	0.37	100
儿媳	89.15	8.14	1.94	0.78	100
女儿及女婿	75.54	17.99	5.04	1.44	100
孙子女及其他亲属	82.76	6.90	6.90	3.45	100
社会服务	75.00	13.64	9.09	2.27	100

通过综合考察主要照料者的介入比例和照料频率可以看出,配偶在老年人日常生活照料中发挥着最重要的作用。约40%的老年人主要照料者是配偶且照料频率最高,几乎天天照料生活起居的配偶占89.51%,而几乎天天帮助另一半做家务的比例高达96%。其次发挥重要作用的是儿子。ADL和IADL照料的主要照料者为儿子的比例分别为29.27%和22.88%。但儿子相对配偶和儿媳来说照料频率往往较低。再次为儿媳。从介入比例来看,ADL照料和IADL照料的介入比例有所差异,儿媳更倾向于帮助老年人做家务而非照料其生活起居。这与差序格局理论分析中的老年人日常生活照料的"邻近命题"有关。相对于配偶和儿子,儿媳往往被当作"外姓人",其与被照料的老年人之间没有血缘关系,只有由婚姻关系制约着的家庭关系(徐传新、陈国华,2002)。因此,当涉及照料老年人吃饭、穿衣等私密性更强的日常生活起居照料时往往不及配偶、儿子、女儿。但鉴于中国传统文化中儿媳在照料老年人的重要作用以及"责任命题",儿媳在帮助做家务方面起着重要作用,其介入比例甚至超过女儿。同时,儿媳的照料频率相对较高,作为主要照料者的儿媳中近90%几乎天天照料老年人。接下来是女儿女婿。在介入比例中,超过10%的老年人其主要照料者是女儿女婿。而且,其照料频率不及配偶和儿子儿媳。从介入比例来看,社会服务的介入比例超过了孙子女及其他亲属,但就照料频率而言,ADL照料与IADL照料有所差异。当社会服务照料老年人的基本日常生活起居时,其照料频率往往较高,超过80%的社会服务几乎天天照料老年人的基本日常生活,甚至超过了孙子女及其他亲属的照料频率。当社会服务用于帮助做家务时,其照料频率有所下降,不及孙子女及其他亲属。

　　通过以上分析可以看出,中国居家老年人日常生活照料大体可以分为以下几个圈层:一是配偶,其无论介入比例还是照料频率上皆为最多;二是

儿子儿媳;①三是女儿女婿;四是孙子女和其他亲属以及社会服务(图 5 -
2)。这大体上符合差序格局的理论假设,验证假设 H1。当然,以上是对于
居家老年人日常生活照料次序的整体性探讨,因应不同家庭结构、城乡分
布等,该圈层分布有所差异。接下来研究将进一步探讨居家老年人日常生
活照料者角色介入主体及次序的群体差异。

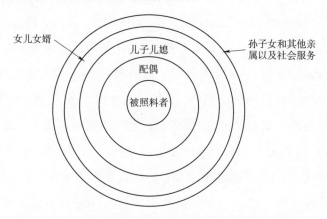

图 5 - 2　中国居家老年人日常生活照料介入次序(总体)

5.2　中国居家老年人日常生活照料角色介入的群体差异

5.2.1　城乡差异

照料者角色介入主体分布具有城乡异质性。配偶在城乡老年人日

---

①　此处将儿子、儿媳合并阐述是因为从总体来看,儿子儿媳总体介入比例和频率低于配偶但
高于女儿女婿,但分指标来看,儿子介入比例较高但照料频率相对较低;儿媳的介入频率虽然低于
儿子但照料频率相对较高,在探讨照料者角色介入次序时为了整体厘清介入次序,故在此处将儿子
儿媳合并讨论,但上述研究已分别就儿子和儿媳的照料情况进行论述。

常生活照料中发挥着重要作用。除配偶外,在农村地区,儿子、儿媳承担着更多的照料责任,符合"养儿防老"传统观念;在城市地区女儿发挥的作用凸显。城市地区社会服务的使用比例显著高于农村($p <$ 0.05)。

图5-3反映了城市和农村地区老年人 ADL 和 IADL 主要照料者的分布情况。数据显示,对于农村老年人 ADL 照料而言,分别有33.55%和13.42%的儿子和儿媳作为其主要照料者,比城市地区两者作为主要照料者的比例高7.86和3.09个百分点。从照料频率看,农村地区有约80%的作为主要 ADL 和 IADL 照料者的儿子几乎天天照料老年人的日常生活,其比例略高于城市地区,但也有少数比例照料频率低于每月一次。虽然儿媳在农村地区介入老年人日常生活照料的比例较高,但其照料频率不及城市地区的儿媳。数据显示,主要照料者为儿媳的 ADL 和 IADL 照料频率中,几乎天天照料老年人的比例农村分别比城市低6.97和3.79个百分点。

此外,农村地区只有7.68%和6.06%的 ADL 和 IADL 主要照料者为女儿女婿(主要为女儿,女婿比例极低,约0.01%),但该比例在城市地区分别为16.63%和15.87%。同时,在照料频率上城市地区的女儿也比农村地区高。数据显示,主要照料者为女儿女婿的 ADL 和 IADL 照料频率中,几乎天天照料老年人的比例城市分别比农村高1.92和5.67个百分点。同样为女性照料者,"儿媳"与"女儿"在城市和农村发挥的作用存在差异。农村地区的儿媳比城市地区的儿媳发挥更多的照料角色,而城市地区的女儿比农村地区的女儿发挥更大作用。这是因为受中国传统文化影响,特别是农村地区,女儿出嫁后则成为男方家人,婚后女儿与其丈夫继承夫家财产而非参与娘家财产分配和事务决策,因此也没有养老的义务(杜鹏、王红丽,2014)。反过来,婚后女儿成为男方家人后,则要承担一定的赡养男方父母的义务,符合"责任命题"。所以,农村地区女儿女婿照料角色介入不及城市地区,反之其角色则更多地由儿媳替代。而相对于农村而言,城市地区女儿女婿大多思想更加开放独立,女儿与儿子共同享有财产继承权,且受血亲价值等多重因素的影响,城市地区的女儿在照料老年父母时发挥着重要作用。

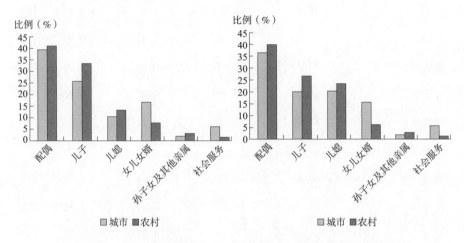

图 5 - 3　分城乡居家老年人 ADL 照料和 IADL 照料主要照料者分布

城市地区有 6.03% 和 5.56% 的老年人主要 ADL 和 IADL 照料者是社会服务,该比例分别比农村地区高 4.75 和 4.39 个百分点。城市地区 ADL 主要照料者为社会服务的照料频率高于农村,有 83.33% 的城市老年人几乎天天利用社会服务来维持日常生活起居,而该比例在农村地区为 74.91%。这一方面受供给因素影响,总体而言,城乡社会照料服务体系发展不平衡、不充分,很多农村地区尚不能提供完善的社会照料服务;另一方面受需求因素影响,即很多农村老年人购买能力有限、且消费观念较为传统,对社会照料的有效需求尚未被激发,故总体上农村地区老年人 ADL 和 IADL 照料的社会服务利用显著低于城市地区。

社会照料对中国居家老年人家庭照料的影响研究

表5-3　分城乡居家老年人 ADL 照料主要照料者照料频率(%)

	几乎天天	每周至少一次	每月至少一次	一年几次	合计
城市					
配偶	89.17	7.64	2.55	0.64	100
儿子	78.43	16.67	4.80	0.10	100
儿媳	92.68	4.88	2.41	0.03	100
女儿及女婿	72.73	13.64	10.61	3.03	100
孙子女及其他亲属	85.71	14.19	0.04	0.06	100
社会服务	83.33	12.50	4.11	0.06	100
农村					
配偶	89.84	9.38	0.74	0.04	100
儿子	80.00	10.48	6.67	2.86	100
儿媳	85.71	9.52	4.74	0.02	100
女儿及女婿	70.81	29.12	0.04	0.03	100
孙子女及其他亲属	79.82	19.98	0.11	0.09	100
社会服务	74.91	24.97	0.08	0.04	100

表5-4　分城乡居家老年人 IADL 照料主要照料者照料频率(%)

	几乎天天	每周至少一次	每月至少一次	一年几次	合计
城市					
配偶	95.10	3.67	0.82	0.41	100
儿子	77.78	19.26	2.92	0.04	100
儿媳	91.18	5.88	1.47	1.48	100
女儿及女婿	76.64	17.76	4.67	0.93	100
孙子女及其他亲属	92.30	3.48	4.21	0.01	100

	几乎天天	每周至少一次	每月至少一次	一年几次	合计
社会服务	73.68	15.79	7.89	2.63	100
农村					
配偶	97.06	1.96	0.49	0.49	100
儿子	83.09	11.76	4.41	0.74	100
儿媳	87.39	10.92	1.65	0.03	100
女儿及女婿	70.97	19.35	6.45	3.23	100
孙子女及其他亲属	75.00	12.50	6.25	6.25	100
社会服务	83.33	4.27	10.05	2.35	100

5.2.2　年龄差异

不同年龄老年群体身体健康状况、照料需求不同,从而使得中国居家老年人日常生活照料的角色介入存在年龄差异($p = 0.000 < 0.05$)。本研究由于数据的限制[1]虽然没有运用纵向数据探讨严格意义上的队列或代际差异,但通过对不同年龄组老年人日常生活照料角色介入的特征也可以从一定程度上反映照料角色介入的代际差异基本趋势。

表 5 - 5 和表 5 - 6 分别显示了居家老年人 ADL 照料和 IADL 照料主要照料者的介入情况。从总体来看,低龄居家老年人群日常生活的主要照料者是配偶,例如数据显示,有超过60%的60~69岁居家老年人主要日常生活照料者是配偶。但由于晚年丧偶,该比例对于 80 岁及以上的高龄老年人群来说不到20%。通过分析可以看出,特别是对于低龄老年人而言,存

---

① CLASS 调查数据基线调查时点为 2014 年,第二期调查时点为 2016 年,追踪调查时间间隔较短且调查期数较少,不能非常明显地反映出各队列老年群体随时间的变化,故研究仅运用最新截面数据探讨年龄差异。

在"老老照料"的现象,即老年人照料老年人,对于照料者同样是老年人的情况需要进一步关注。

随着被照料者年龄的增加,子女的作用逐渐凸显,首先是儿子。数据显示,对于 80 岁及以上的高龄老年人而言,分别有 38.82% 和 32.18% 的老年人的主要照料者是儿子。其次是儿媳和女儿。对于高龄老年人而言,有超过 15% 的高龄老年人 ADL 主要照料者为儿媳或女儿女婿,而两者在IADL 照料的介入比例分别占 25.75% 和 16.55%,仅次于儿子。

此外,数据分析发现,随着年龄的增加,老年人对社会服务的利用也相应增加,这也在一定程度上说明了伴随着老年人日常生活照料需求的增加,社会服务发挥着越来越重要的作用。

表 5 - 5　分年龄组中国居家老年人 ADL 主要照料者介入比例(%)

	60~69 岁	70~79 岁	80 岁及以上
配偶	60.94	44.21	18.14
儿子	16.67	29.82	38.82
儿媳	9.38	9.82	15.61
女儿女婿	8.85	11.58	17.31
孙子女及其他亲属	2.60	2.11	2.53
社会服务	1.56	2.46	7.59
合计	100	100	100

表 5 - 6　分年龄组中国居家老年人 IADL 主要照料者介入比例(%)

	60~69 岁	70~79 岁	80 岁及以上
配偶	60.75	42.58	17.01
儿子	11.26	21.51	32.18
儿媳	16.04	21.27	25.75
女儿女婿	6.85	10.11	16.55
孙子女及其他亲属	2.73	2.15	2.53
社会服务	2.37	2.39	5.98
合计	100	100	100

5.2.3　性别差异

除配偶外,子女往往承担着中国居家老年人的日常生活照料。特别是在中国传统的家庭养老模式之下,很多老年父母倾向于与儿子同住,儿子的家庭承担着老年父母的照料责任。从传统的性别分工来看,女性通常是作为家庭的主要照料者,因此在老年人日常生活照料之中,儿媳扮演着重要的角色,女儿则随着婚姻而将对老年父母的照料责任转移到丈夫的家庭当中。本部分将更为细致地探讨子女在中国居家老年人日常生活照料中的角色介入状况,同时加入性别视角分析不同性别的子女对老年人 ADL 和 IADL 的照料情况。

为探讨子女的角色介入状况,研究将从两个维度进行探讨:一是借鉴张文娟(2006)的分析方式,将儿子及其配偶视为一类,将女儿及其配偶视为一类,探讨儿子和女儿在老年人 ADL 和 IADL 照料的角色介入次序。二是更加凸显性别视角,将女性子女(女儿和儿媳)视为一类,男性子女(儿子和女婿)视为一类,重点分析男女两性子女在老年人 ADL 和 IADL 照料的角色介入次序。

在操作化方面,在探讨儿子和女儿的介入次序时,因变量为居家老年人日常生活的主要照料者是否是儿子。若儿子(包括儿媳)为老年人日常生活照料的主要照料者,赋值为 1,将女儿(包括女婿)作为老年人的主要照料者赋值为 0。自变量借鉴张文娟(2006)的相关研究,包括老年人的社会人口特征(性别、年龄、城乡、受教育年限)、居住方式、子女数量以及健康状况。在探究男女两性的性别差异时,因变量为居家老年人日常生活的主要照料者是否为后代。若是后代赋值为 1,若是女性子女则赋值为 0。自变量的选取同上。

表 5-7 显示了儿子为老年人提供主要日常生活照料的回归分析结

果。结果表明,无论 ADL 照料还是 IADL 照料,当老年人与儿子同住时,由女儿提供照料的可能性较小,这意味着传统家庭养老的照料责任在儿子;当父母不与子女同住时,当其需要照料时,主要照料者仍然是儿子,说明儿子在当下仍然扮演着重要的照料角色。此外,回归结果也表明,农村老年人更倾向于由儿子提供照料,符合"养儿防老",也证实了上述研究结论。子女数量显著影响照料的性别差异。无论 ADL 照料还是 IADL 照料,当儿子数量越多或女儿数量越少时,老年人更倾向于儿子照料。

表 5 - 7　儿子(儿媳)为老年人提供主要日常生活照料的回归分析

	ADL 照料		IADL 照料	
	发生比	标准误	发生比	标准误
性别(女)	1.222	0.395	1.394	0.382
年龄组(60~69 岁)				
70~79 岁	1.141	0.510	0.603	0.249
80 岁及以上	0.983	0.478	0.438*	0.187
城乡(农村)	0.458**	0.155	0.481**	0.142
受教育年限	1.071*	0.04	1.017	0.032
婚姻状态(无配偶)	0.420**	0.174	0.506*	0.182
居住方式(与女儿同住)				
与儿子同住	14.528***	5.126	26.225***	7.761
未与子女同住	3.095**	1.638	5.729***	2.579
存活儿子数量	1.860***	0.31	1.897***	0.266
存活女儿数量	0.782**	0.094	0.675***	0.071
需要帮助的 ADL 项数	0.907	0.069	0.995	0.476
截距	0.664	0.403	1.272	0.742
N	714		1 193	
R^2	0.327		0.416	

　　为进一步体现性别差异,表 5 - 8 显示了男性子女为老年人提供主要

日常生活照料的回归分析结果。研究发现,当为老年人提供 ADL 照料即生
活起居照料时,具有明显的同性别照料特征,即男性老年人则主要由男性
子女提供照料,女性老年人主要由女性子女提供照料。但对于 IADL 照料
即家务劳动方面则性别差异不明显。这在一定程度上说明老年人的 ADL
照料是一种较为隐私、亲密的照料服务。随着老年人口结构女性化趋势,
女儿、儿媳作为女性子女将发挥越来越重要的作用。

表 5 - 8　男性子女为老年人提供主要日常生活照料的回归分析

	ADL 照料		IADL 照料	
	发生比	标准误	发生比	标准误
性别(女)	1.647**	0.400	1.246	0.217
年龄组(60~69 岁)				
70~79 岁	1.712	0.588	1.215	0.328
80 岁及以上	1.415	0.518	1.303	0.363
城乡(农村)	0.683*	0.152	0.776	0.136
受教育年限	1.064**	0.03	0.996	0.021
婚姻状态(无配偶)	0.805	0.247	0.608**	0.139
居住方式(与女儿同住)				
与儿子同住	3.416***	0.977	2.600***	0.589
未与子女同住	2.045	0.941	3.297**	1.209
存活儿子数量	1.405**	0.153	1.131*	0.082
存活女儿数量	0.869	0.077	0.857**	0.058
需要帮助的 ADL 项数	0.924	0.052	1.012	0.032
截距	0.250**	0.121	0.302**	0.124
N	714		1 193	
R^2	0.108		0.056	

5.2.4　婚姻家庭差异

根据老年人日常生活照料的差序格局理论,照料者角色介入受"邻近命题"的影响,不同的婚姻家庭类型和居住方式下的介入主体和照料频率存在差异。上述研究表明,在老年人日常生活照料中,配偶往往居于无可替代的最重要位置。老年人群丧偶比例较高,配偶角色是否存在影响着居家老年人日常生活照料的角色介入(杜鹏、王红丽,2014)。上述研究也表明,子女也在照料过程中扮演着重要角色。是否与子女同住影响着子女给父母提供照料的邻近和方便程度。所以,本部分主要探讨不同婚姻状态(即有无配偶)和居住方式下居家老年人日常生活照料的角色介入差异。

在婚姻状态方面,研究借鉴了杜鹏等(2014)的研究。根据问卷中的婚姻状态将老年人的婚姻状况区分为两类,一类是有配偶,即老年人已婚有配偶;第二类是无配偶,即指老年人处于未婚、离婚、丧偶等无配偶状态。在探讨不同居住方式时,研究根据问卷中的居住方式变量将居住方式划分为:独居、仅与配偶居住、仅与子女居住、与配偶及子女或其他亲属同住4类。

(1)婚姻状态

在有配偶的情况下,无论 ADL 照料还是 IADL 照料,约70%的主要照料者为配偶,因此配偶往往承担着主要的照料角色(表5-9)。配偶不仅介入比例最高,其照料频率也最高。数据显示,有配偶老年人中,分别有89.89%和96.12%的配偶几乎天天照料老年人的生活起居和帮助其做家务(表5-10)。对于健康状况相对较差需要基本日常生活照料的老年人来说,儿子发挥了除配偶外的主要作用,但其照料频率相对较低,有 8.16%的儿子的 ADL 照料频率在每月至少一次及以下。其次为儿媳和女儿女婿,其中儿媳的照料频率相对较高,甚至超过儿子。对于健康状况相对较好的老年人而言,除配偶外,儿媳是家务劳动的主要承担者,且儿媳做家务的频率高于儿子。其次是儿子,其照料频率相对配偶和儿媳低。再次是女儿女婿,其照料频率低于儿子、儿媳。

表 5 - 9　分婚姻状态居家老年人 ADL 和 IADL 主要照料者分布 (%)

	无配偶	有配偶
ADL 照料		
配偶	—	71. 95
儿子	48. 63	12. 73
儿媳	20. 36	4. 16
女儿及女婿	18. 54	7. 79
孙子女及其他亲属	6. 60	1. 04
社会服务及其他	5. 87	2. 33
IADL 照料		
配偶	—	69. 86
儿子	38. 52	8. 77
儿媳	32. 86	11. 48
女儿及女婿	17. 84	5. 42
孙子女及其他亲属	6. 53	0. 64
社会服务及其他	4. 25	3. 83

表 5 - 10　有配偶居家老年人得到不同角色照料频率分布 (%)

	几乎天天	每周至少一次	每月至少一次	一年几次	合计
ADL 照料					
配偶	89. 89	8. 31	1. 44	0. 36	100
儿子	73. 47	18. 37	4. 08	4. 08	100
儿媳	81. 25	12. 46	6. 25	0. 04	100

续表

	几乎天天	每周至少一次	每月至少一次	一年几次	合计
女儿及女婿	59. 97	26. 67	13. 33	0. 03	100
孙子女及其他亲属	74. 92	24. 91	0. 04	0. 03	100
社会服务	77. 76	11. 11	11. 02	0. 11	100
IADL 照料					
配偶	96. 12	2. 74	0. 68	0. 46	100
儿子	78. 18	18. 18	3. 62	0. 02	100
儿媳	88. 89	8. 33	1. 39	1. 39	100
女儿及女婿	70. 27	24. 32	5. 31	0. 10	100
孙子女及其他亲属	74. 98	24. 56	0. 25	0. 21	100
社会服务	61. 90	28. 55	9. 51	0. 04	100

对于无配偶的老年人而言,儿子在老年人基本日常生活照料中发挥关键性作用。有近一半的老年人 ADL 照料者为儿子,且儿子的照料频率相对较高,有 81.25% 的儿子几乎天天照料老年人的生活起居,每周至少照料一次的占 11.88%(表 5 - 11)。其次为儿媳。分别有 20.36% 和 32.86% 的无配偶老年人 ADL 和 IADL 主要照料者为儿媳,且儿媳的照料频率相对最高,几乎每天照料老年人生活起居和帮忙做家务的儿媳约占 90%。接下来的介入主体是女儿和女婿。将近 20% 左右的无配偶老年人主要照料者是女儿女婿,但是其照料频率相对较低,很多女儿女婿处于每周照料至少一次的状态。值得注意的是,在社会服务介入方面,无配偶老年人利用社会服务作为主要照料者的比例比有配偶的老年人高。无配偶老年人在 ADL 和 IADL 照料时主要利用社会服务照料的比例分别比有配偶的老年人高 3.44 和 0.71 个百分点,说明当配偶作为重要的家庭照料资源缺失时,人们可能会选择社会资源进行相应的替代。

表 5 - 11　无配偶居家老年人得到不同角色照料频率分布(%)

	几乎天天	每周至少一次	每月至少一次	一年几次	合计
ADL 照料					
儿子	81.25	11.88	6.25	0.63	100
儿媳	91.04	5.97	2.97	0.02	100
女儿及女婿	78.69	13.11	4.92	3.28	100
孙子女及其他亲属	84.60	15.34	0.04	0.02	100
社会服务	84.20	15.75	0.03	0.02	100
IADL 照料					
儿子	81.19	14.68	3.67	0.46	100
儿媳	89.25	8.06	2.15	0.54	100
女儿及女婿	77.45	15.69	4.9	1.96	100
孙子女及其他亲属	83.98	3.97	8.02	4.03	100
社会服务	86.96	8.70	4.33	0.01	100

综上所述,当老年人有配偶时,配偶发挥着至关重要的作用,其无论介入比例还是照料频率皆为最高。其次为儿子儿媳和女儿女婿,社会照料服务的利用比例相对较低。但当老年人无配偶时,儿子则发挥起了重要作用,其次为儿媳,儿媳虽然在介入比例上不及儿子,但其照料频率较高。再次为女儿女婿。无配偶老年人社会照料服务的介入比例高于有配偶老年人。

(2)居住方式

居住方式不同导致照料老年人的成本、邻近度有所差异。当与老年人共同居住时,往往由于居住邻近度较高在一定程度上节约了交通、时间成本。通过区分居住方式能够更加直观地看出不同角色因面临不同的成本、责任和邻近度其照料角色的介入有所差异。

表 5 - 12 显示了样本中居家老年人居住方式分布情况。总体上,与配偶居住的老年人占大多数,且仅与配偶居住的城市老年人比例高于农村,

男性高于女性。有约 1/4 的老年人与配偶、子女及其他亲属等二三代同住,更多的男性居住在二三代家庭中。有 18.9% 的老年人仅与子女同住,且女性与子女同住的比例比男性高 13.01 个百分点,农村老年人与子女同住的比例比城市高 2.63 个百分点。受晚年丧偶的影响,总体上有 12.49% 的老年人独居。其中,农村老年人独居的比例高于城市。受女性平均预期寿命高于男性的影响,女性独居的比例高于男性。数据显示,有 15.18% 的女性老年人独居,而男性的比例不到 10%。

表 5 – 12　中国居家老年人居住方式分布(%)

	总体	城市	农村	男性	女性
独居	12.49	11.76	13.62	9.90	15.18
仅与配偶同住	42.64	44.40	40.29	48.92	36.14
仅与子女同住	18.90	17.79	20.42	12.50	25.51
与配偶、子女及其他亲属同住	25.97	26.05	25.67	28.68	23.17

不同居住方式下居家老年人日常生活照料的角色介入有所差异(表 5 – 13)。对于独居老年人来说,儿子和女儿女婿主要照料其日常生活,社会服务介入比例较高。其中,儿子主要照料老年人的生活起居,女儿女婿主要帮助老年人做家务。而且,受家庭照料资源短缺以及成本、邻近度等的影响,独居老年人与家庭成员的邻近度较远、利用社会服务的机会成本较低,其更倾向于利用社会服务满足自身的照料需求。因此,独居老年人主要照料资源来自社会服务的比例比另外 3 类居住方式的老年人使用比例高,分别有 13.24% 和 6.73% 的独居老年人 ADL 和 IADL 的主要照料资源来自社会服务。

对于仅与配偶居住的老年人来说,超过 80% 的居家老年人日常生活的主要照料者是配偶,子女、其他亲属及社会服务的作用相对较小。

对于仅与子女同住的老年人而言,子女则成为了主要照料者。对于该类老年人群的照料有超过 93% 的老年人主要照料者是子女。且由于受传统养老观念的影响,很多老年人仍然保留与儿子同住的传统,在此过程中"邻近命题"发挥作用,故在子女照料分工中儿子扮演着更重要的角色,分别有 52.79% 和 41.28% 的儿子作为主要照料者为仅与子女同住的老年人提供 ADL 和 IADL 照料。

对于与配偶、子女及其他亲属同住的老年人而言,总体上由配偶照料的比例较大,约占 60%,但不及仅与配偶同住的老年人。此外,子女也在照料过程中发挥了仅次于配偶的作用,更加明显地体现出了老年人日常生活照料的"成本、邻近、责任命题"。

表 5-13　分居住方式居家老年人日常生活照料的角色介入状况(%)

	独居	仅与配偶同住	仅与子女同住	与配偶、子女及其他亲属同住
ADL 照料				
配偶	—	81.00	2.97	64.63
儿子	42.65	7.69	52.79	15.65
儿媳	7.35	2.26	23.79	6.12
女儿及女婿	26.47	6.33	16.73	10.20
孙子女及其他亲属	10.29	0.91	1.86	0.68
社会服务	13.24	1.81	1.86	2.72
IADL 照料				
配偶	—	82.04	1.91	59.56
儿子	29.88	5.69	41.28	11.03
儿媳	17.16	3.89	37.87	18.38
女儿及女婿	34.69	4.49	14.68	7.35
孙子女及其他亲属	11.54	0.60	2.34	0.37
社会服务	6.73	3.29	1.92	3.31

通过以上对不同居住地区、性别、年龄、婚姻状态和居住方式的老年人日常生活照料者角色介入的分析可以看出,居家老年人日常生活照料存在

群体差异。由于被照料者的社会人口特征不同,导致不同照料角色之间存在"成本、邻近和责任"的异质性,进而导致其所介入的比例或程度有所差异,这也在一定程度上验证了假设 H2,即老年人日常生活照料的差序格局具有群体性差异,即对于不同城乡、性别、年龄、婚姻家庭等照料角色介入的差序格局存在异质性。

如果仅从老年人日常生活照料中的社会服务(如保姆、小时工等)来理解老年人对社会服务的利用,视角则过于狭隘。特别是近年来政府大力推进和发展社区居家照料服务,在医疗和养老领域共同完善社会养老服务,使老年人能够"在地老化"。为了更加广泛深入地了解社会照料对老年人日常生活的介入情况,需要进一步对卫健部门和民政部门所推进的社会照料进行分析。本研究则主要从老年人对社会照料的利用视角进一步探究社会照料在老年人日常生活照料中的介入情况。

5.3 中国居家老年人日常生活的社会照料介入状况

近年来,无论是 2018 年机构改革前的卫生计生委还是民政部门,都加大力度切实推进医疗和养老类照料服务。特别是自 2015 年以来,原卫生计生委深入贯彻落实《关于推进医疗卫生与养老服务相结合的指导意见》《关于积极发挥新消费引领作用加快培育形成新供给新动力的指导意见》《关于加快发展生活性服务业对促进消费结构升级的指导意见》等,健全全生命周期的健康管理、疾病预防体系,将医疗卫生服务延伸至社区和家庭,为 65 岁及以上老年人建立健康档案,每年进行一次免费体检,并根据检查结果进行健康咨询和指导(人民网,2015)。

此外,民政部门也着力发展社区居家养老服务,建立社区日间照料中心,推进送餐、助浴、助医等为老服务。《2017 年社会服务发展统计公报》显示,截至 2017 年,全国各类养老服务机构和设施 15.5 万个,其中注册登记的养老服务机构 2.9 万个(截至 2018 年年底增加到 3 万个),社区养老机构和设施 4.3 万个,社区互助型养老设施 8.3 万个;各类养老床位合计744.8 万张(截至 2018 年年底增加到 746.3 万张),每千名老年人拥有养老床位 30.9 张,其中社区留宿和日间照料床位 338.5 万张。就社区服务机构而言,截至 2017 年年底,全国共有各类社区服务机构和设施 40.7 万个,其中社区服务指导中心 619 个(其中农村 16 个),社区服务中心 2.5 万个(其中农村 1.0 万个)(截至 2018 年年底增加到 2.7 万个),社区服务站 14.3万个(其中农村 7.5 万个)(截至 2018 年年底增至 14.5 万个),其他社区服务设施 11.3 万个,社区服务中心(站)覆盖率 25.5%,其中城市社区服务中心(站)覆盖率 78.6%,农村社区服务中心(站)覆盖率 15.3%。社区志愿服务组织 9.6 万个(国家统计局,2017,2018)。

从需求侧角度看,老年人对上述社会照料的利用状况如何?CLASS2016 问卷中问及"过去 12 个月,您是否使用过这些服务(保姆、小时工等、上门护理、上门看病、康复训练、康复辅具租用、免费体检、建立健康档案、健康讲座、上门探访、老年人服务热线、陪同看病、帮助日常购物、法律援助、上门做家务、老年饭桌或送饭、日托站或托老所、心理咨询)"来分析老年人社会照料利用状况。如前所述,本研究将"医疗护理类"社会照料界定为主要由卫生计生部门推行的上门护理、上门看病、康复训练、康复辅具租用、免费体检、建立健康档案、健康讲座以及在基本日常生活照料(ADL 照料)中使用社会服务。主要由民政部门推行的上门探访、老年人服务热线、陪同看病、帮助日常购物、法律援助、上门做家务、老年饭桌或送饭、日托站或托老所、心理咨询和帮助老年人做家务的社会服务属于"居家养老类"社会照料。

从总体上看,有30%的老年人利用过社会照料。其中,有25.96%的老年人利用过医疗护理类照料服务,7.6%的老年人利用过居家养老类照料服务。在医疗护理类照料服务中,免费体检使用比例最高。数据显示,有23.93%的老年人使用过免费体检服务,其次为健康讲座(3.65%)、保姆护理(3.5%)等。相比于医疗护理类照料服务,由原民政部老龄委主要推进的社区居家养老服务的利用状况不及医疗护理类照料服务。社区居家养老服务中利用上门探访的老年群体最多,占老年人口总数的4.26%,其次是上门做家务/保洁服务,占比1.77%。

与以往研究和认知不同的是,总体上老年群体对社会照料的利用并不存在显著的城乡差异。城市老年人群中利用过社会照料的占30.09%,比农村高0.4个百分点,但两者并没有统计学意义上的显著差异。这与农村普及医疗护理类照料服务的相关政策措施的落实有关。其中,医疗护理类照料服务并不存在城乡差异。分别有25.36%和26.65%的城区和乡村老年人使用过医疗护理类照料服务,这与在医疗护理类服务中占多数使用的免费体检在农村地区的大力推进不无相关。

然而,在居家养老类照料服务中却存在明显的城乡差异($p = 0.000 < 0.05$)(表5 – 14)。CLASS2016数据显示,有8.86%的城市老年人使用过上门探访、上门做家务等居家养老类照料服务,而农村老年群体使用该类服务的比例只占5.81%。居家养老照料服务使用的城乡差异,一方面反映了供给层面城市和农村社会养老服务供给不均衡,另一方面也体现出需求层面城乡老年人由于养老观念、经济状况、消费习惯、养老规划等造成的社会养老服务利用不均衡(王永梅,2017)。

表5 – 14   分城乡居家老年人社会照料利用情况(%)

	总体	城市	农村
社会照料服务	30.01	30.09	29.69
医疗护理类	25.96	25.36	26.65
居家养老类*	7.6	8.86	5.81

注:* $p < 0.01$.

不同健康状况老年群体对社会照料的利用状况有显著差异($p = 0.000 < 0.05$)。总体上老年人健康状况越差,利用社会照料的比例越高(表 5 – 15)。分照料类型而言,有 25.31% 的健康状况较好的老年群体利用过医疗护理类照料服务,而健康状况较差的老年人使用该类照料服务的比例则为28.35%。同样地,对于居家养老类照料服务来说,有 7.22% 的健康状况较好的老年人使用过居家养老类照料服务,而健康状况一般和较差的老年群体使用该类服务的比例分别比健康状况较好的老年人高 0.02 和 1.93 个百分点。

表 5 – 15   分健康状况居家老年人社会照料利用情况(%)

	较好	一般	较差
社会照料服务**	29.35	29.27	33.04
医疗护理类*	25.31	25.55	28.35
居家养老类**	7.22	7.24	9.15

注:* $p < 0.05$,** $p < 0.01$.

通常而言,健康状况与年龄高度相关。年龄越大的老年群体利用社会照料的比例越高(表 5 – 16)。总体而言,60 ~ 69 岁年龄组群体(低龄老年人)利用社会照料的比例为 27.14% ,而 70 ~ 79 岁中龄老年群体和 80 岁及以上高龄老年群体利用社会照料的比例分别达到 31.52% 和 37.87%。分照料类型来看,有 23.46% 的低龄老年群体利用过医疗护理类照料服务,而高龄老年群体利用此类服务的比例比低龄老年人高 8.03 个百分点。对于居家养老类照料服务而言,有 6.55% 的低龄老年群体利用过居家养老类照料服务,而中、高龄老年人使用该类服务的比例分别比低龄老年人高 0.6 和6.42 个百分点。

表 5 – 16　分年龄组中国居家老年人社会照料利用情况(%)

	60~69 岁	70~79 岁	80 岁及以上
社会照料服务 *	27. 14	31. 52	37. 87
医疗护理类 *	23. 46	27. 82	31. 49
居家养老类 *	6. 55	7. 15	12. 97

注 : * p < 0. 01.

综上所述,对于社会照料而言,总体上有30%的老年人利用过社会照料。利用过医疗护理类服务的老年人比例多于居家养老类。而且,居家养老服务利用存在明显的城乡差异,城市老年人的利用比例显著高于农村。随着老年人年龄增加、健康状况越差,利用社会照料的比例越高。

5.4　本章小结

家庭照料与社会照料是中国居家老年人日常生活照料介入的两大主体。大多数中国居家老年人日常生活照料主要依靠家庭成员,少数居家老年人依靠社会照料。总体而言,中国居家老年人的日常生活照料符合差序格局的特征,即以被照料者为核心,呈现配偶——儿子儿媳——女儿女婿——孙子女和其他亲属以及社会服务由近及远的特征。为此总体上验证了假设 H1。

然而,中国居家老年人 ADL 照料和 IADL 照料的角色介入存在城乡、年龄、性别和婚姻家庭的群体差异。具体而言,配偶在城乡老年人日常生活照料中发挥着重要作用。除配偶外,在农村地区,儿子、儿媳承担着更多的照料责任;在城市地区女儿发挥的作用凸显。城市地区老年人对社会服务的使用比例显著高于农村。

随着被照料者年龄的增加,子女、特别是儿子的作用逐渐凸显。对于儿子与女儿照料比较发现,儿子的作用更大。当父母不与子女同住,且老年人需要照料时,主要照料者是儿子的可能性更大。当为老年人提供 ADL

照料时,具有明显的同性别照料特征。随着老年人口结构女性化,女儿、儿媳作为女性子女将发挥越来越重要的作用。

在不同的婚姻状态下,居家老年人日常生活照料的角色介入次序存在差异。当老年人有配偶时,配偶发挥着至关重要的作用,其无论介入比例还是照料频率皆为最高。其次为儿子儿媳和女儿女婿,社会服务的利用比例相对较低。但当居家老年人无配偶时,儿子则发挥起了重要作用,其次为儿媳。再次为女儿女婿。无配偶老年人社会服务的介入比例高于有配偶老年人。

此外,居家老年人日常生活照料的介入次序因不同的居住方式而有所差异。受"成本命题、责任命题、邻近命题"的影响,儿子和女儿女婿主要照料独居老年人的日常生活,且社会服务介入比例较高。配偶无疑是大多数仅与配偶居住的老年人的主要照料者。子女则是大多数仅与子女同住的老年人的主要照料者。配偶与子女成为大多数与配偶、子女及其他亲属同住的老年人的主要照料者。由此验证了假设 H2。

为了进一步考察日益完善的社会照料对中国居家老年人日常生活照料中的角色介入,研究更加深入地从老年人服务利用视角分析了由民政部门和原卫生计生部门共同推进的社区居家照料服务的介入情况。总体上有30%的老年人利用过社会照料,且医疗护理类服务的利用比例高于居家养老类服务。居家养老服务利用存在明显的城乡差异,城市老年人的利用比例显著高于农村。随着老年人年龄增加、健康状况越差,利用社会照料的比例越高。

因此,本章主要得出以下研究结论:

(1)家庭照料与社会照料是中国居家老年人日常生活照料角色介入的两大主体。大多数中国居家老年人日常生活照料主要依靠家庭成员,少数依靠社会服务。

(2)中国居家老年人的日常生活照料符合差序格局的特征:即,配偶——儿子儿媳——女儿女婿——孙子女和其他亲属以及社会服务。

（3）中国居家老年人的日常生活照料的差序格局具有城乡、年龄、性别、婚姻状态和居住方式的差异。

（4）老年人社会照料利用总体上呈现自上而下行政推进特征。医疗护理类社会照料推进较好。

（5）城市、高龄、健康状况较差的老年人更倾向于利用社会照料特别是居家养老类社会照料。

| 第 6 章 |

社会照料对家庭照料的介入过程

　　理论分析表明,社会照料对家庭照料的影响大致可分为替代与补充两种形式。这两种形式因社会照料类型、家庭经济资源禀赋与老年人健康状态的不同而有所差异。

　　本章首先主要通过定量分析厘清社会照料对家庭照料的介入过程,即探讨社会照料是如何介入到家庭照料中的,其对于家庭照料是一种替代作用还是补充作用? 对于不同类型的社会照料而言,其对于家庭照料的影响是否相同? 对于不同经济资源禀赋的家庭而言,社会照料对家庭照料影响如何? 由于社会照料与家庭照料皆与老年人形成互动关系,那么对于健康状况较好和健康状况较差的老年人来说,社会照料对家庭照料的影响会否因老年人的健康状况不同而有所差异? 以此来检验假设H3 – H6。

　　其次,通过对老年人家庭和养老服务商的定性访谈和实地调研对定量分析结果进行补充,深化对影响机制的分析。

6.1 社会照料对家庭照料的总体影响

6.1.1 变量选取

本研究主要利用 CLASS2016 调查数据来探讨社会照料对家庭照料的影响。在变量选取上:

(1)因变量

本研究的因变量是主要照料者是否为家庭成员。在问卷中表示为"过去 12 个月,主要是谁照料您的生活起居/帮您做家务?"将回答为配偶、儿子、儿媳、女儿、女婿、(外)孙子女或其配偶以及其他亲属视为家庭照料。

(2)自变量

文中所关心的主要自变量为社会照料,在本研究中操作化为老年人是否使用过社会照料服务(包括医疗护理类服务、居家养老类服务以及保姆、社会组织等日常生活照料服务)。

(3)控制变量

控制变量的选择依据已有研究(杜鹏,2013;Bonsang E,2009)以及调查数据的可得性可分为客观层面的老年人社会经济特征、家庭照料资源和主观层面的老年人养老观念。①社会经济特征包括老年人的性别、年龄、居住地、健康状况和经济状况。其中,健康状况用老年人的健康自评来表示,因为有研究表明,较为可靠、准确的自评健康状况可以用来测定整个人口群体的健康状况(张文娟、王东京,2018)。经济状况在本研究中包含老年人的收入、是否有社会保险及其金额。同时,由于房产是中国老年人较为重要的资产,故在变量选取时选取了老年人房屋数量放入模型(张文娟、纪竞垚,2018)。②家庭照料资源是影响老年人家庭照料的主要影响因素

（Bonsang E，2009）。依据 Bonsang 的研究，主要包括子女特征，如子女性别、年龄、婚姻状况、经济支持、迁移状况以及居住安排。其中，子女经济支持是通过"过去 12 个月，子女有没有给过您（或与您同住的、仍健在的配偶）钱、食品或礼物，这些财务共值多少钱"来表示。③此外，为了进一步探讨老年人自身在家庭照料中的作用，同时理解中国传统孝道文化背景下社会照料对家庭照料的影响，本研究结合问卷中对老年人"养儿（子）防老"观念的测量来代表孝道文化观念与养老意愿（王一笑，2017），因为"养儿（子）防老"观念既作为中国传统养老观念给老年人的养老方式带来深远影响，同时也是老年人主观认为需要照料时是否会依赖子女的最为直接的表达。此外，由于联立方程模型中对于本研究所关注的主要自变量在第 2 个方程中作为因变量，故研究根据已有研究（王永梅，2017）将影响老年人社会照料利用的相关因素放入模型。由于该方程并非本研究关注的重点，故对该方程的影响因素在此不再赘述。

6.1.2　社会照料对家庭照料总影响的模型设定

依前文所述，由于社会照料与家庭照料存在一定的互为因果关系，因此本研究采取联立方程模型来解决内生性问题。模型设定如下：

$$Family（总体）= \alpha_0 + \alpha_1 social + \alpha_2 X_f + u_f \qquad （1）$$

$$Social（总体）= \beta_0 + \beta_1 family + \beta_2 X_s + u_s \qquad （2）$$

方程（1）中，$Family$ 表示最终需要被解释的变量——老年人的主要照料者是否为家庭成员，即家庭照料利用的可能性。α_0 是截距，α_1 是社会照料（$social$）的回归系数，如果 α_1 显著小于 0，说明在控制其他条件下，社会照料的介入可以减少家庭照料利用的可能性，即对于家庭照料是替代作用。如果 α_1 不显著或大于 0，则说明社会照料不能减少家庭照料的利用，社会照料对家庭照料是一种补充作用。X_f 表示除社会照料以外影响老年人家庭照料的其他因素。在本研究中包括老年人的社会人口特征(性别、年龄、城乡、健康状况)、经济状况(个人收入、房产数量、社会保障状况)家庭照料资源(婚姻状态、子女数量、子女性别、子女年龄、子女经济支持、子女婚姻状况、子女迁移状况、同住人数)以及养老观念。α_2 表示控制变量的回归系数。u_f 是随机误差。

方程(2)中,$Social$ 表示老年人是否利用过社会照料,其在方程(2)中处于因变量的角色。而主要自变量为主要照料者是否为家庭成员,即家庭照料($Family$),β_1 是家庭照料的回归系数,若 β_1 显著小于 0,则说明家庭照料会显著降低老年人利用社会照料的可能性,反之亦然。X_s 表示除了家庭照料以外影响老年人社会照料利用的其他因素,具体包括老年人的社会人口特征、经济状况、养老观念(如主观照料意愿和养儿防老观念)等。β_2 是影响 X_s 的回归系数。β_0 是截距,u_s 是随机误差。由于本研究重点关注社会照料对家庭照料的影响,故更加注重方程(1)的相关解释。

为进一步检验社会照料与家庭照料之间的双向因果关系,即确认联立方程是否适用于本研究中,需要对两个方程的联立性进行检验。第一步,对社会照料和它的影响因素做 logistic 回归,得到家庭照料的预测值和随机误差。第二步,用家庭照料与上述两者做回归分析,若随机误差的系数不显著,则说明家庭照料与社会照料之间没有联立性,若系数显著则说明两者之间具有联立性,联立方程模型可用(纪竞垚,2019)。回归结果如表 6 - 1 所示,可以看出,随机误差的系数显著($p = 0.000 < 0.05$),表示家庭照料与社会照料之间确实存在双向因果关系,通过运用联立方程模型可进行下一步的分析。

表 6 - 1　方程联立性检验

	发生比	标准误	z	p > z
社会照料	0.051	0.056	- 2.72	0.006
随机误差	0.664	0.023	- 12.04	0.000
截距	135.679	54.998	- 12.11	0.000

　　然而,只有联立方程中每个方程都是可识别的(identified),整个联立方程体系才是可识别的。可识别是联立方程模型得以进行参数估计的前提。可识别意味着总体参数可被估计,即当该参数的任何 2 个取值都会在随机样本中表现为系统性的差异。倘若样本量较大,那么就可以在统计意义层面区分这 2 个参数值。但是,如果不同的参数值的总体产生的观测值在统计意义层面无显著差异,且无论样本量有多大,那么就存在"观测等价"(Observational Equivalence),该参数是"不可识别"的(Unidentified)(陈强,2014)。

　　联立方程可识别表示可以求出方程解。为此,需要对联立方程模型进行识别性检验。首先,方程个数需要与内生变量个数相等,联立方程才是完整的,方程才可以估计。其次,对联立方程模型中的任何方程,可识别的必要条件是 $G-1 \leqslant M_i, M_i = (G+K) - (g_i + k_i)$。其中,$G$ 表示该联立方程内生变量个数,K 表示联立模型中先决变量的个数,g_i、k_i 分别表示出现在第 i 个方程中内生变量以及先决变量的个数。

　　对于模型的识别,经检验,该联立方程组可识别。具体的识别过程如下:第一,方程个数与内生变量个数相等。在本研究中内生变量个数为 2,方程个数也为 2 个,故满足条件;第二,对方程(1),可识别的必要条件是 $G-1 \leqslant M_i, M_i = (G+K) - (g_i + k_i)$,其中 G 为该联立方程内生变量个数,$G = 2$,K 为联立模型中先决变量的个数,其他先决变量 $K = 19$,g_i、k_i 分别为出现在第 i 个方程中内生变量以及先决变量的个数,$g_i = 2$,$k_i = 17$。则 $M_i = (2+19) - (2+17) = 2$,而 $G-1 = 2-1 = 1$。因此,方程(1)识别。同理,方程(2)也可识别。故可采取联立方程模型对参数进行估计。

6.1.3　社会照料对家庭照料总影响的回归分析

　　通过社会照料对家庭照料总样本的回归分析,本部分重点检验假设 H3,即总体而言,社会照料可以减轻家庭照料负担,降低被照料者对家庭照料的依赖。

表6-2显示了联立方程回归结果(模型1)。对于方程(1)而言,在控制其他条件下,社会照料对家庭照料的回归系数显著为负,说明总体而言,社会照料可以在一定程度上减少家庭照料利用的可能性,减轻家庭照料负担,由此验证了假设H3。我们也通过对老年人的访谈对假设H3进行了进一步的验证。

入户访谈时,有老年人表示,"现在子女上班工作比较忙,不想拖累子女照料,经过社区居委会介绍,请了保姆照料我的生活起居,也会帮我做家务,这样子女就不用天天过来,偶尔来看望我一下就行。而且,因为老伴儿在LG养老照料中心,他们(LG养老照料中心)跟街道有协议,每周或每两周也来探望我一下,看看我生活怎么样,有什么要求……这样也算不耽误子女吧……"(老年人A)。

此外,回归结果表明,当老年人有配偶时,其更倾向于家庭成员照料,因为第4章分析结果表明,配偶往往承担着老年人家庭照料的最重要的角色,这也在一定程度上验证了上述研究结论。受经济因素制约,经济状况较差的老年人更倾向于利用家庭照料而非社会照料。而且,老年人主观层面的"养儿防老"观念也影响着居家老年人日常生活照料的主要照料者。当老年人"养儿防老"传统观念更为强烈时,其更倾向于利用家庭照料而非社会照料。这说明养老观念和传统孝道文化仍是当下影响老年人日常生活照料和发展社会养老服务的重要影响因素。

在方程(2)中可以看出,家庭照料可能性的多寡并没有影响社会照料服务利用的可能性。反而是年龄较大、同住人数较少、经济状况较好的老年人更倾向于利用社会照料。这是因为随着年龄的增加,对于照料的需求不断增加,而当家庭无法满足老年人的照料需求时,特别是同住人数较少时,其更倾向于利用社会资源满足照料需求。此外,由于很多社会照料具有有偿付费性质,故经济状况较好的老年人相对于经济状况较差的老年人更倾向于利用社会照料。另外,老年人的主观照料意愿也显著影响老年人社会照料利用的可能性。当老年人认为照料责任应该由政府或社会承担时,其更可能利用社会照料。数据显示,当老年人认为照料责任应该由子女、自己或配偶以及三者共同承担时,其利用社会照料的可能性不及那些认为照料责任应由政府或社会承担的老人。

表6-2　社会照料对家庭照料的影响(总体)

模型1	系数	标准误
家庭照料(因变量)		
社会照料	-0.095**	0.032
年龄	-0.002	0.009
性别(女)	-0.012**	0.004
婚姻状况(无配偶)	0.019***	0.006
健康状况(差)		
好	0.018***	0.005
一般	0.006	0.004
收入对数	-0.003***	0.001
是否有社会保障(否)	-0.036***	0.007
社会保障金额	-0.002*	0.001
房产数量	0.001	0.001
子女数量	0.001	0.001
子女性别(女)	-0.002	0.003
子女年龄	0.001	0.001
子女婚姻状况(无配偶)	0.006*	0.003
子女经济支持	0.001	0.002
同住人数	-0.001	0.002
子女迁移(否)	0.002	0.004
居住地(农村)	-0.004	0.004

续表

模型1	系数	标准误
养儿防老观念(不同意)	0.013***	0.004
截距	0.996***	0.024
社会照料(因变量)		
家庭照料(否)	0.558	2.888
年龄	0.005**	0.002
性别(女)	-0.070**	0.024
婚姻状况(无配偶)	0.130	0.228
受教育年限	0.120***	0.016
收入对数	0.001	0.008
是否有社会保障(否)	0.076	0.086
社会保障金额	0.002	0.001
房产数量	0.019***	0.004
健康状况(差)		
好	0.002	0.056
一般	-0.018	0.029
同住人数	-0.023**	0.008
照料由谁承担(政府/社会)		
子女	-0.139**	0.059
自己或配偶	-0.169**	0.066
共同承担	-0.211**	0.069
居住地(农村)	0.024	0.031
养儿防老观念(不同意)	0.015	0.036
截距	-0.497	2.882
N	1 383	

注: $^{*}p < 0.1$, $^{**}p < 0.05$, $^{***}p < 0.01$.

6.2　分社会照料类型的社会照料对家庭照料的影响

以往研究多把社会照料混为一谈,但在中国社会情境下,政府组织架构下医疗系统与民政系统在任务分工、工作推进和具体执行落实等方面有较大差异。在 2018 年机构改革之前,虽然政策和实践层面都推行社区居家照料服务,但对于医疗护理类和居家养老类照料服务的推进项目、力度、需求、目的和服务效果等都有所差异。上述研究发现,中国老年人的社会照料具有自上而下行政推进特征,故结合中国具体国情,需要将社会照料进一步分类。本研究分别从主要由卫生计生(卫健)部门推行的医疗护理类服务和主要由民政部门推行的居家养老类服务的角度,来探讨对于不同的服务类型来说,社会照料对家庭照料的影响。为此,在本部分主要对假设 H4 进行检验,即医疗护理类社会照料会对家庭照料产生替代作用,居家养老类社会照料对家庭照料产生补充作用。

6.2.1　分社会照料类型的社会照料对家庭照料影响的模型设定

如上所述,本研究进一步将社会照料划分为医疗护理类和居家养老类社会照料两大类,因此联立方程模型设定如下:

$$Family_j(居家养老类) = \alpha_{0j} + \alpha_{1j}social_j + \alpha_{2j}X_{fj} + u_{fj} \qquad (3)$$

$$Social_j(居家养老类) = \beta_{0j} + \beta_{1j}family_j + \beta_{2j}X_{sj} + u_{sj} \qquad (4)$$

$$Family_m(医疗护理类) = \alpha_{0m} + \alpha_{1m}social_m + \alpha_{2m}X_{fm} + u_{fm} \qquad (5)$$

$$Social_m(医疗护理类) = \beta_{0m} + \beta_{1m}family_m + \beta_{2m}X_{sm} + u_{sm} \qquad (6)$$

方程(3)与方程(4)为居家养老类社会照料对家庭照料的影响方程组,

方程(5)与方程(6)为医疗护理类社会照料对家庭照料的影响方程组。如前所述,$Family_j$ 表示家庭照料利用的可能性,$Social_j$ 表示是否使用过居家养老类社会照料。α_{0j} 与 β_{0j} 为截距。α_{1j} 表示居家养老类社会照料影响家庭照料的回归系数。如果 α_{1j} 显著为负,则说明居家养老类社会照料对于家庭照料产生了替代作用。否则,为补充作用。β_{1j} 为家庭照料对居家养老类社会照料的回归系数,X_{fj} 与 X_{sj} 分别为影响家庭照料和居家养老类社会照料的其他控制变量,u_{fj} 与 u_{sj} 为随机误差。同样,在方程(5)与方程(6)中,$Family_m$ 表示家庭照料的可能性,$Social_m$ 表示是否使用过医疗护理类社会照料。α_{0m} 与 β_{0m} 为截距。α_{1m} 表示医疗护理类社会照料影响家庭照料的回归系数。如果 α_{1m} 显著为负,则说明医疗护理类社会照料对于家庭照料产生了替代作用。否则,为补充作用。β_{1m} 为家庭照料对医疗护理类社会照料的回归系数,X_{fm} 与 X_{sm} 分别为影响家庭照料和医疗护理类社会照料的其他控制变量,u_{fm} 与 u_{sm} 为随机误差。

对于模型可识别性的检验方法同上。经检验,无论是居家养老类社会照料模型(方程 3 和方程 4)还是医疗护理类社会照料模型(方程 5 和方程 6),模型均可识别。

6.2.2　分类型的社会照料对家庭照料影响的回归分析

表 6-3 分别显示了居家养老类社会照料(模型 2)和医疗护理类社会照料(模型 3)对居家老年人日常生活家庭照料的影响。回归结果显示,在模型 2 中,在控制其他变量的情况下,居家养老类社会照料对家庭照料的回归系数不显著,故其对于家庭照料是一种补充作用。医疗护理类社会照料对于家庭照料的回归系数显著为负,即医疗护理类社会照料对于家庭照料起着替代作用,利用医疗护理类社会照料可以减少老年人对家庭成员的

依赖。为此,假设 H4 得以验证。

定性访谈发现,现阶段很多老年人会使用社区照料中心、社区养老服务驿站以及农村幸福晚年驿站(如北京地区)提供的诸如助浴等居家养老类社会照料服务。在使用该类服务时,往往会有家庭成员的陪伴、参与、咨询等。这说明该类社会照料是与家庭照料共生的,居家养老类社会照料服务的利用并没有减少家庭照料。例如,有老年人表示"前几年在家门口建立了社区养老服务驿站,他们有优惠活动,我儿子会带我去洗澡,反正家里洗澡也不太方便……一般像我们这种腿脚不灵便的,都得子女陪着去……"(老年人 D)。此外,居家养老类社会照料服务的专业性和准入门槛相对医疗护理服务来说较低,且一些服务需要家庭成员的陪伴和配合,其并不能减少对家庭照料的利用,而是更多地需要家庭力量与社会力量的互动。在模型 2 中回归结果显示,收入相对较低的老年人更倾向于家庭成员照料,而非利用社会照料。传统的养儿防老观念显著影响老年人是否会选择家庭照料。当老年人具有比较强烈的养儿防老观念时,其更倾向于家庭照料而非利用社会照料。当以是否利用社会照料为因变量时,研究发现,家庭照料促进了居家养老类服务利用。社区养老照料中心以及养老服务驿站的负责人表示,"老年人享受这些社区居家养老服务多是由家庭成员,特别是其子女劝说和陪伴而进行的"(A 社区养老服务驿站)。这也从侧面验证了上述研究假设,即,居家养老类社会照料不能单独发挥作用,其与家庭照料是相互补充、相辅相成的。

模型 3 显示,可以在一定程度上减少家庭照料的可能性,医疗护理类社会照料对家庭照料产生了替代作用。例如,访谈对象中有一位 B 老人,男性,插管鼻饲,家里有 3 位女儿,轮流 24 小时照料。家属听说可以帮助老年人进行康复治疗后,将老年人送到康复中心进行为期 15 天的康复训练。"以前老爸一直躺在床上,特别是在插管之后,他的饮食起居都得我们来照料,因为吞咽功能不行了,只能插管才行,所以我们还得负责给他打饭(鼻饲）。我们 3 个女儿轮流照顾。我平时白天还要上班，只能晚上回来照料，感觉无论是身体还是精神都力不从心了。这才不到 3 个月呢……后来，我听人说老爸这种情况可以送去康复训练。如果能保证不拔（鼻饲）管，对于我们来说也减轻了很大负担，晚上可以睡得踏实一些。而且他（被照料者）整天在床上躺着，身体功能也不行了，去康复训练一下也挺好。我们也能轻松一些了"（老年人 B 家属）。社区卫生服务中心的负责人表示，"目前我们定期给老年人进行体检，并且建立健康档案，你看到的这些（文件）就是老年人的健康资料。通过这些资料，我们可以提早了解老年人的健康状况，提早做准备，这样能让老年人自己放心，让老年人子女放心"（C 社区卫生服务中心）。通过访谈我们了解到，这种医疗护理类社会照料对于家庭照料的替代机制可能来自于两个维度：一是在物理空间上、专业技术上减轻家庭照料负担、减少被照料者对家庭照料的依赖，从而在专业技术层面替代了家庭成员在照料过程中专业性不足的行为。例如将老年人送到康复中心进行专业性较强的康复训练，通过增进老年人自身的功能、促进其健康，来从一定程度上减少家庭照料的利用。二是在心理层面，通过进行免费体检、建立健康档案以及健康讲座等，来提早进行健康促进，使得老年人及其家属对老年人的身体健康状况有一定的预期。他们认为社会服务代替家庭成员监测和跟踪老年人的健康状况时，子女在心态上有较为稳定的预期，可能会减少日常生活照料的行为（吕宝静，2001）。此外，通过模型 3 也可以了解到，养儿防老观念也影响着老年人对家庭照料的选择。当以医疗护理类服务作为因变量时，认为照料应由政府或社会承担的老年人利用医疗护理类社会照料的可能性大于认为照料责任应由自己或配偶承担的老年人。具有较为强烈的养儿防老观念会降低老年人使用医疗护理类社会照料的可能性。

表 6 - 3　分社会照料类型的社会照料对家庭照料影响的联立方程回归结果

居家养老类(模型 2)			医疗护理类(模型 3)		
	系数	标准误		系数	标准误
家庭照料(因变量)			家庭照料(因变量)		
居家养老类社会照料	- 0.102	0.065	医疗护理类社会照料	- 0.106 **	0.035
年龄	- 0.002	0.003	年龄	- 0.003	0.003
性别(女)	- 0.010 **	0.005	性别(女)	- 0.010 **	0.004
婚姻状况(无配偶)	0.008 **	0.004	婚姻状况(无配偶)	0.018 ***	0.005
健康状况(差)			健康状况(差)		
好	0.020 ***	0.006	好	0.017 ***	0.005
一般	0.006	0.004	一般	0.006	0.004
收入对数	- 0.003 ***	0.001	收入对数	- 0.003 ***	0.001
是否有社会保障(否)	- 0.034 ***	0.006	是否有社会保障(否)	- 0.031 ***	0.006
社会保障金额	- 0.003	0.018	社会保障金额	- 0.002	0.002
房产数量	0.001	0.001	房产数量	0.0015	0.001
子女数量	0.001	0.001	子女数量	0.002	0.001
子女性别	- 0.0003	0.002	子女性别	0.0004	0.002
子女年龄	- 0.001	0.002	子女年龄	- 0.007	0.020
子女婚姻状况(无配偶)	0.013 **	0.005	子女婚姻状况(无配偶)	- 0.001	0.003

续表

居家养老类(模型2)	系数	标准误	医疗护理类(模型3)	系数	标准误
子女经济支持	0.005*	0.002	子女经济支持	−0.001	0.001
同住人数	0.002	0.001	同住人数	0.0003	0.001
子女迁移(否)	−0.008**	0.004	子女迁移(否)	0.001	0.002
居住地(农村)	−0.002	0.004	居住地(农村)	−0.001	0.004
养儿防老观念(不同意)	0.012**	0.004	养儿防老观念(不同意)	0.009**	0.003
截距	0.971***	0.026	截距	1.027***	0.021
居家养老类(因变量)			医疗护理类(因变量)		
家庭照料(否)	1.026*	0.571	家庭照料(否)	−3.671	3.068
年龄	0.005	0.003	年龄	0.001	0.001
性别(女)	0.001	0.047	性别(女)	−0.069**	0.025
婚姻状况(无配偶)	−0.048	0.056	婚姻状况(无配偶)	0.129***	0.030
受教育年限	0.052*	0.031	受教育年限	0.015	0.021
收入对数	0.026	0.017	收入对数	−0.013	0.008
是否有社会保障(否)	−0.237	0.170	是否有社会保障(否)	0.148	0.091
社会保障金额	0.001**	0.0005	社会保障金额	0.006	0.010
房产数量	0.026**	0.008	房产数量	0.016***	0.004
健康状况(差)			健康状况(差)		
好	−0.11	0.112	好	0.059	0.06
一般	−0.057	0.058	一般	0.012	0.031
同住人数	−0.010	0.016	同住人数	−0.004	0.008
照料由谁承担(政府/社会)			照料由谁承担(政府/社会)		

续表

居家养老类（模型 2）			医疗护理类（模型 3）		
	系数	标准误		系数	标准误
子女	− 0.027	0.107	子女	− 0.078	0.059
自己或配偶	− 0.008	0.115	自己或配偶	− 0.115 *	0.067
共同承担	− 0.134	0.128	共同承担	− 0.109	0.072
居住地（农村）	− 0.002	0.041	居住地（农村）	− 0.006	0.022
养儿防老观念（不同意）	− 0.011	0.051	养儿防老观念（不同意）	− 0.083 *	0.046
截距	− 0.363	0.699	截距	− 0.006	0.022
N	1 383		N	1 383	

注：$^* p < 0.1$ ，$^{**} p < 0.05$ ，$^{***} p < 0.01$ 。

6.3　分家庭经济状况的社会照料对家庭照料的影响

经济状况往往是制约中国居家老年人选择家庭照料抑或社会照料的重要影响因素（刘二鹏、张奇林，2018）。为此，本研究对老年人家庭经济资源禀赋进行分类，整合老年人及其家庭中的收入、房产数量、资产拥有状况和子女经济状况，加权形成居家老年人家庭经济状况综合指标。（具体指标形成过程详见研究设计变量操作化部分），并以此对居家老年人家庭进行分类，分家庭经济状况讨论社会照料对家庭照料的影响。本部分的目的是检验假设 H5，即对经济状况较好的家庭而言，社会照料对家庭照料是替代作用，而对于经济状况较差的家庭而言，是补充作用。

6.3.1 分家庭经济状况的社会照料对家庭照料影响模型设定

本部分根据老年人家庭经济状况将其分为较好和较差两部分,如前所述,高于平均值为经济状况较好,低于均值视为经济状况较差。由此得到以下模型:

$$Family_u(经济状况好) = \alpha_{0\,u} + \alpha_{1\,u} social_u + \alpha_{2\,u} X_{fu} + u_{fu} \qquad (7)$$

$$Social_u(经济状况好) = \beta_{0\,u} + \beta_{1\,u} family_u + \beta_{2\,u} X_{su} + u_{su} \qquad (8)$$

$$Family_l(经济状况差) = \alpha_{0\,l} + \alpha_{1\,l} social_l + \alpha_{2\,l} X_{fl} + u_{fl} \qquad (9)$$

$$Social_l(经济状况差) = \beta_{0\,l} + \beta_{1\,l} family_l + \beta_{2\,l} X_{sl} + u_{sl} \qquad (10)$$

方程(7)与方程(8)为社会照料对经济状况较好的老年家庭的家庭照料影响的联立方程组,方程(9)与方程(10)为社会照料对经济状况较差的老年家庭的家庭照料影响的联立方程组。

方程(7)与(8)中,$Family_u$ 表示经济状况较好的家庭中家庭照料可能性,$Social_u$ 表示是否使用过社会照料。$\alpha_{0\,u}$ 与 $\beta_{0\,u}$ 为截距。$\alpha_{1\,u}$ 表示社会照料影响经济状况较好家庭的家庭照料的回归系数。如果 $\alpha_{1\,u}$ 显著为负,则说明在经济状况较好的家庭中,社会照料对于家庭照料产生了替代作用。否则为补充作用。$\beta_{1\,u}$ 为经济状况较好的家庭中家庭照料对社会照料的回归系数,X_{fu} 与 X_{su} 分别为影响经济状态较好家庭照料和社会照料的其他控制变量,u_{fu} 与 u_{su} 为随机误差。同样,在方程(9)与方程(10)中,$Family_l$ 表示家庭经济状况较差的家庭中家庭照料的可能性,$social_l$ 表示是否使用过社会照料。$\alpha_{0\,l}$ 与 $\beta_{0\,l}$ 为截距。$\alpha_{1\,l}$ 表示在家庭经济状况较差时社会照料影响家庭照料的回归系数。如果 $\alpha_{1\,l}$ 显著为负,则说明经济资源禀赋较差的家庭中社会照料对于家庭照料产生了替代作用。否则,为补充作用。$\beta_{1\,l}$ 为家庭经济状况较差时家庭照料对社会照料的回归系数,X_{fl} 与 X_{sl} 分别为影响经济状况较差家庭照料和社会照料的其他控制变量,u_{fi}与u_{si}为随机误差。

对于模型可识别性的检验结果表明,无论对于经济状况较好的家庭还是经济状况较差的家庭,模型4与模型5皆可识别。且联立性检验通过。

6.3.2 分家庭经济状况的社会照料对家庭照料影响的回归分析

表6-4显示了不同家庭经济条件下社会照料对家庭照料的影响。模型4显示,在控制其他变量条件下,当老年人家庭经济状况较好时,社会照料对于家庭照料的影响系数为-0.15,且在99%的水平上显著。这说明在控制其他变量条件下,社会照料可以减少该类家庭的家庭照料可能性,即替代该类家庭的家庭照料。模型H5则表明,对于经济状况较差的家庭来说,社会照料对家庭照料的回归系数为0.01且不显著。这说明对于该类家庭而言,社会照料并没有减少家庭照料的利用,其对家庭照料产生补充作用。由此可以验证假设H5。

定性访谈时,有老年人表示"为了不耽误子女工作,子女给我找了保姆来照顾我,平时帮我做饭、做家务。我现在身体不好,腿脚不灵便,平时基本上不怎么下地,很多事情都由保姆来做……子女一周能来看望我几次。有了保姆之后他们就能放心工作,因为我自己本身的收入还行(老人退休前为高级技工),也能支付起保姆费用,也不用麻烦他们(子女)"(老年人D)。可以看出,一些社会照料确实可以降低家庭成员照料的可能性,减轻家庭照料负担。特别是对于经济条件相对较好的家庭来说,家庭成员放弃工作或休闲亲自照料老年人的机会成本相对较高,因而老年人更倾向于利用社会照料,社会照料可以在一定程度上对家庭照料产生替代作用。

调研也发现,目前很多社区养老类以及医疗护理类照料服务的价格并不低。以北京市为例,一些社区养老驿站上门为老年人洗发、理发的参考价格为每次 20～50 元；日间入户照料每天 12 小时，参考价格为 150～200 元；晚间入户照料每天 12 小时，参考价格为 200～220 元；普通修脚每次约 40 元，刮痧每次 25 元，助浴服务每次 50～100 元不等。虽然地方政府对此类照料服务有补贴，有一些地区（如北京市）还为老年人发放养老助残卡，用于对该类服务的消费，但对于很多老年人而言，价格仍然相对较高。我们在进行访谈时，有老年人表示"希望使用保姆、小时工、康复训练、上门服务等照料服务，但价格太高，承受不起。比如我已经长期卧床，如果请保姆照料，一个月少说也要六七千块，我经济条件一般，承受不起。因为我洗澡不方便，有时他们（照料服务人员）会来帮我洗澡，具体多少钱我也不太清楚，是子女帮我付，但他们来时子女都在家"（老年人 F）。可以看出，对于很多老年人家庭来说，一些照料服务价格较高使得家庭成员亲自照料老年人的机会成本较低，所以该类家庭更可能主要由家庭成员提供照料。但对于一些非经常性照料服务（如助浴、上门探访）等偶尔需要的服务，更多地处于一种"锦上添花"的补充作用。这在一定程度上为老年人提供专业性更强的服务，提高老年人的生活质量，但仍然无法代替家庭照料，需与家庭照料共同发挥作用。

此外，通过模型 4 和模型 5 也可以看出，养老观念对老年人的家庭照料和社会照料产生显著影响。无论对于经济状况好还是经济状况差的老年人家庭，养儿防老观念越强的老年人其家庭照料者更可能是家庭成员而非社会服务。若以社会照料作为因变量，对于经济状况较好的家庭来说，不同意养儿防老观念的老年人更倾向于利用社会照料；对于经济状况较差的老年人而言，认为照料责任应由政府或社会承担的老年人更倾向于利用社会照料。此外，模型 5 进一步显示，对于经济状况较差的老年人家庭，同住人数越多，老年人主要照料者为家庭成员的可能性越大。这说明当经济状况较差时，人力资源禀赋较多的家庭更倾向于家庭照料。

表 6 - 4　分经济状况的社会照料对家庭照料影响的联立方程回归结果

家庭照料（因变量）	经济状况好（模型 4）		经济状况差（模型 5）	
	系数	标准误	系数	标准误
社会照料	- 0.151***	0.037	0.013	0.031
年龄	0.003	0.060	0.004	0.003
性别（女）	- 0.006	0.007	- 0.017***	0.004
婚姻状况（无配偶）	0.021**	0.009	0.015**	0.005
健康状况（差）				
好	0.025**	0.008	0.006	0.005
一般	0.010	0.007	0.0004	0.004
子女数量	0.001	0.002	0.001	0.001
子女性别（女）	0.002	0.004	- 0.004	0.003
子女年龄	0.003	0.004	0.009	0.030
子女婚姻状况（无配偶）	- 0.004	0.050	0.004	0.002
子女经济支持	- 0.003	0.002	0.005**	0.002
同住人数	- 0.003	0.030	0.004**	0.002
子女迁移（否）	- 0.008	0.050	- 0.003	0.005
居住地（农村）	- 0.013*	0.006	- 0.005	0.004
养儿防老观念（不同意）	0.015**	0.005	0.010**	0.005
截距	1.035***	0.042	0.939***	0.021
社会照料（因变量）				
家庭照料（否）	- 1.491	2.457	4.315*	2.543
年龄	0.008**	0.003	- 0.009	0.200
性别（女）	- 0.056**	0.028	0.02	0.055
婚姻状况（无配偶）	- 0.162***	0.031	- 0.009	0.055
受教育年限	0.151*	0.090	0.074	0.113
健康状况（差）				

续表

家庭照料(因变量)	经济状况好(模型4)		经济状况差(模型5)	
	系数	标准误	系数	标准误
好	0.043	0.064	-0.049	0.047
一般	0.008	0.039	-0.034	0.035
同住人数	-0.002	0.010	-0.049**	0.015
照料由谁承担(政府/社会)				
子女	-0.099	0.084	-0.214**	0.063
自己或配偶	-0.15*	0.091	-0.155**	0.074
共同承担	-0.216	0.132	-0.181**	0.062
居住地(农村)	-0.014	0.047	0.033	0.033
养儿防老观念(不同意)	-0.094*	0.051	-0.053	0.115
截距	1.363	2.586	-3.667	2.441
N	1 383		1 383	

注:$^{*}p<0.1$,$^{**}p<0.05$,$^{***}p<0.01$.

6.4 分老年人健康状况的社会照料对家庭照料的影响

无论是家庭照料还是社会照料,其最终都需要作用于老年人自身,而老年人的照料内容差异反映了老年人健康状况的差异。例如,在本研究中,当老年人健康状况较差、ADL 失能时,主要利用生活起居照料(ADL 照料),如帮助喂饭、穿衣、上厕所等。而当老年人健康状况相对较好、IADL 存在障碍时,则主要通过帮忙做家务来进行照料。照料内容的不同反映了老年人健康状况或失能程度的差异。因此本研究认为,需要并进行 ADL 照料的老年人身体健康状况较差,而仅需要并进行 IADL 照料的老年人身体健康状况相对较好。

如前文所述,当老年人健康状况较差时,其照料需求较多、强度较高。在此情况下,很多家庭成员出于孝道责任等方面的考量,在权衡失能老年人照料与工作收入或休闲发生矛盾时,可能会放弃工作或休闲来为老年人提供照料。即,他们放弃工作或休闲的机会成本是为健康状况较差的老年人提供照料。而当老年人健康状况相对较好时,通过权衡 IADL 生活障碍和工作收入或休闲时,家庭成员放弃工作或休闲而提供照料的机会成本则较高。通过比较照料身体健康状况较好和身体健康状况较差的老年人的机会成本,为了照料身体健康状况较差、需要 ADL 照料的老年人而放弃工作比照料需要 IADL 照料的老年人而放弃工作更值得。对于健康状况较差的老年人而言,家庭照料仍然发挥着重要作用,社会照料只是补充。反之,则为替代。本部分主要检验假设 H6,即对于健康状况较好的老年人而言,社会照料对家庭照料是替代作用,而对于健康状况较差的老年人而言是补充作用。

6.4.1　分老年人健康状况的社会照料对家庭照料影响的模型设定

本研究将利用 ADL 照料的老年人视为身体健康状况较差(模型 6),仅利用 IADL 照料的老年人视为身体健康状况较好(模型 7)。与之对应,根据老年人的健康状况和其利用的照料内容将老年人的家庭照料分为 ADL 家庭照料和 IADL 家庭照料。

$$Family_a(ADL\ 照料) = \alpha_{0a} + \alpha_{1a}social_a + \alpha_{2a}X_{fa} + u_{fa} \tag{11}$$

$$Social_a(ADL\ 照料) = \beta_{0a} + \beta_1 family_a + \beta_{2a}X_{sa} + u_{sa} \tag{12}$$

$$Family_i(IADL\ 照料) = \alpha_{0i} + \alpha_{1i}social_i + \alpha_{2i}X_{fi} + u_{fi} \tag{13}$$

$$Social_i(IADL\ 照料) = \beta_{0i} + \beta_1 family_i + \beta_{2i}X_{si} + u_{si} \tag{14}$$

方程(11)与方程(12)为社会照料对 ADL 家庭照料影响的联立方程

组,表示老年人身体健康状况较差时两者的关系;方程(13)与方程(14)为社会照料对 IADL 家庭照料影响的联立方程组,即老年人身体健康状况相对较好时两者的关系。

方程(11)与(12)中,$Family_a$ 表示健康状况相对较差的老年人家庭照料的可能性,$Social_a$ 表示是否使用过社会照料。α_{0a} 与 β_{0a} 为截距。α_{1a} 表示当老年人健康状况较差时,社会照料影响 ADL 家庭照料的回归系数。如果 α_{1a} 显著为负,则说明老年人身体健康状况较差时,社会照料对于 ADL 家庭照料产生了替代作用。否则,为补充作用。β_{1a} 为对于健康状况较差的老年人而言,ADL 家庭照料对社会照料影响的回归系数,X_{fa} 与 X_{sa} 分别为影响 ADL 家庭照料和社会照料的其他控制变量,u_{fa} 与 u_{sa} 为随机误差。同样,在方程(13)与方程(14)中,$Family_i$ 表示身体健康状况相对较好的老年人 IADL 家庭照料的可能性,$Social_i$ 表示是否使用过社会照料。α_{0i} 与 β_{0i} 为截距。α_{1i} 表示老年人健康状况相对较好时社会照料影响 IADL 家庭照料的回归系数。如果 α_{1i} 显著为负,则说明对于健康状况较好的老年人来说,社会照料对于 IADL 家庭照料产生了替代作用。否则,为补充作用。β_{1i} 为老年人健康状况相对较好时 IADL 家庭照料对社会照料的回归系数,X_{fi} 与 X_{si} 分别为影响 IADL 家庭照料和社会照料的其他控制变量,u_{fi} 与 u_{si} 为随机误差。

对于模型可识别性的检验结果表明,无论对于健康状况较差的老年人来说还是健康状况较好的老年人,模型 6 与模型 7 皆可识别,且联立性检验通过。

6.4.2　分老年人健康状况的社会照料对家庭照料影响的回归分析

表 6-5 显示了分健康状况的社会照料对家庭照料影响的联立方程回

归结果。模型 6 表明,在控制其他条件的情况下,社会照料对于 ADL 家庭照料影响的回归系数为 0.007,其并不显著。这说明当老年人健康状况较差时,社会照料并不能替代家庭照料,仍然需要家庭成员照料,社会照料对于 ADL 家庭照料起着补充作用。模型 7 则表明,对于身体健康状况相对较好的老年人而言,在控制其他变量下,社会照料对于 IADL 家庭照料影响的回归系数为 -0.12,且在 95% 水平上显著。这说明当老年人身体健康状况相对较好时,社会照料可以在一定程度上减少家庭照料的可能性,起着一定的替代作用。故假设 H6 得到检验。

具体来看,当老年人健康状况较差时,家庭成员进行照料的机会成本相对较低。故对于该类老年人来说,仍需要家庭成员提供主要帮助,社会照料主要起补充作用。例如,在与社区卫生服务中心和养老驿站工作人员座谈时,他们表示,"真正失能的、躺在床上不能动的,要么直接入住养老机构,要么靠配偶或者子女轮番照顾,请保姆太贵,也不能保证照料质量。而像我们现在提供的一些社区居家养老服务,主要对于身体健康状况较好的老年人来说作用可能更大……""比如说,我们驿站提供老年餐桌服务,一些老年人每天都会来我们驿站吃饭,两荤一素一汤才 15 块钱,很受老年人欢迎。他们不用在家买菜做饭了。我们这儿干净便宜,子女也放心……但是你得腿脚灵便才能来啊。那些真是身体不行的只能老伴儿或者子女去给他们(被照料者)做饭。"通过访谈可以看出,目前居家养老类社会照料的利用对象主要为身体健康状况较好的老年人。虽然医疗护理类照料服务中,有一些上门护理或上门看病的服务项目,但从供给侧来看,通过对养老服务商的调研发现,该类服务商的运营资质尚不能达到相关标准。原因是我国规定医疗护理人员需要在特定场所内行医看诊,但上门护理或上门看病有时会超出医疗护理人员职业资质范畴,目前是行业内的"擦边球",面临职业发展和法律风险。从需求侧来看,目前该类服务的知晓度并不高,且老年人对该类人员的资质不甚了解,并不信任该类人员上门服务。所以,在现阶段,类似的医疗护理类照料服务发展并不完善、接受度较低,只能在照料过程中对家庭照料起着补充作用。简言之当老年人健康状况较差时,仍需要家庭成员提供不可替代的主要帮助。在此过程中,社会照料起到补充作用。

当老年人健康状况相对较好时,家庭成员放弃工作或休闲时间而照料老年人的机会成本相对较高,所以很多子女等家庭照料者选择了让老年人利用社会照料服务,在一定程度上减少家庭照料。在访谈中,有老年人利用了社区提供的老年餐桌服务,"自从有了老年餐桌,吃饭的问题解决了。我每天都会来,我跟老伴儿买一顿能吃两顿,也不贵,省得子女来回跑还给我们做饭"(老年人 E)。也有老年人在社区卫生中心建立了健康档案,及时了解自身健康状况,"社区每年提供免费体检,我每年都去,而且给我们建了健康档案,我们自己对自己的健康状况有了更多的了解,就不用子女费心总来……"(老年人 H)等等。

此外,通过模型 6 和模型 7 也可以发现,无论 ADL 家庭照料还是 IADL家庭照料,子女经济支持与家庭照料的可能性呈反比,即家庭内部可能存在照料分工,经济支持较多的子女承担较少的照料责任。这也验证了刘亚飞等(2017)基于机会成本视角的老年照料家庭内部分工的分析。与上述研究结论相一致的是,养儿防老观念显著影响老年人主要家庭照料者是家庭成员的可能性。当以社会照料作为因变量时,ADL 家庭照料和 IADL 家庭照料会显著减少老年人社会照料利用的可能性。总体而言,经济状况较好的老年人更倾向于利用社会照料。老年人的主观照料意愿与养儿防老观念影响着不同健康状况下的老年人社会照料利用情况。无论对于健康状况较好,还是较差的老年人来说,养老观念越传统,即认为需要家庭养老的老年人,其利用社会照料的可能性相对更低。

表 6 – 5　分健康状况的社会照料对家庭照料影响的联立方程回归结果

	健康状况较差（模型 6 ）		健康状况较好（模型 7 ）	
	系数	标准误	系数	标准误
ADL 家庭照料（因变量）			IADL 家庭照料（因变量）	
社会照料	0.007	0.053	− 0.122 **	0.040
年龄	0.002 ***	0.001	0.002 ***	0.001
性别（女）	0.006	0.009	− 0.003	0.007
婚姻状况（无配偶）	− 0.002	0.012	0.001	0.009
收入对数	− 0.006 ***	0.002	− 0.001	0.001
子女数量	0.007 *	0.003	0.006 ***	0.002
子女性别（女）	0.004	0.008	0.003	0.004
子女年龄	− 0.003 ***	0.001	0.001	0.003
子女婚姻状况（无配偶）	− 0.034 ***	0.008	− 0.014 **	0.004
子女经济支持	− 0.006 **	0.003	− 0.009 ***	0.002
同住人数	0.001	0.004	0.007 **	0.003
子女经济状况（差）	0.012 *	0.007	0.008 **	0.004
居住地（农村）	− 0.021 **	0.011	− 0.016 **	0.007
养儿防老观念（不同意）	0.063 ***	0.011	0.037 ***	0.009
截距	1.171 ***	0.057	1.173 ***	0.043
社会照料（因变量）			社会照料（因变量）	
ADL 家庭照料	− 1.284 **	0.535	− 1.849 ***	0.516
年龄	0.006 **	0.002	0.0001	0.002
性别（女）	− 0.001	0.031	− 0.046 *	0.024
婚姻状况（无配偶）	0.098 **	0.032	0.086 **	0.026
收入对数	0.020 **	0.006	− 0.001	0.004
是否有社会保障（否）	0.154 ***	0.043	0.020	0.027
社会保障金额	0.003 *	0.001	0.001	0.001

续表

	健康状况较差（模型6）		健康状况较好（模型7）	
	系数	标准误	系数	标准误
房产数量	0.016***	0.004	0.014***	0.003
子女经济支持	0.010	0.007	0.017***	0.004
同住人数	0.001	0.011	0.018*	0.009
照料由谁承担（政府/社会）				
子女	−0.101	0.064	−0.123**	0.041
自己或配偶	−0.142**	0.066	−0.159***	0.045
共同承担	−0.18**	0.068	−0.161***	0.042
居住地（农村）	0.054*	0.032	−0.060**	0.025
养儿防老观念（不同意）	−0.182***	0.034	−0.121***	0.031
截距	1.163	0.571	2.065***	0.556
N	714		669	

注：$^*p<0.1$，$^{**}p<0.05$，$^{***}p<0.01$.

需要说明的是，上述研究表明，对于身体健康状况较差的老年人而言，社会照料对家庭照料是补充作用。对身体状况较好的老人而言，则是替代作用。前文研究则表明，医疗护理类社会照料对于家庭照料是替代作用，居家养老类社会照料则是补充作用。这两个研究结论并不矛盾。两者的目的和分类标准有所差异。身体健康状况较差的老年人既可能利用医疗护理类照料服务，也可能利用居家养老类照料服务，身体健康状况较好的老年人亦然。本研究根据照料内容分为 ADL 照料或者 IADL 照料以区分老年人的身体健康状况并不意味着 ADL 照料为医疗护理类照料，而 IADL 照料为居家养老类照料。两者并不存在一一对应关系。认为身体健康状况较差的老年人更倾向于利用医疗护理类照料，而健康状况相对较好的老年人更倾向于利用居家养老服务是一种误断。医疗护理类照料与居家养老类照料同时适用于不同健康状况的老年人，只是两者服务内容、形式的侧重点有所差异。

6.5　本章小结

本章主要运用联立方程模型分析了社会照料对家庭照料的影响,并通过对居家老年人、社区卫生服务中心、养老服务驿站负责人和养老服务商的定性访谈补充研究结论。本研究将社会照料对家庭照料的影响分为总体影响、分照料类型(医疗护理类与居家养老类社会照料)的影响、分经济资源禀赋(经济状况好、经济状况差)的影响以及分老年人健康状况(健康状况好、健康状况差)的影响,以此检验假设 H3 至 H6。研究主要得出以下结论:

(1)总体上,社会照料可以减少被照料者对家庭照料的依赖,减轻家庭照料负担。但对于不同社会照料类型、不同家庭经济禀赋以及对于不同健康状态下的老年人,社会照料对家庭照料的影响有所差异。

(2)不同类型的社会照料对家庭照料的影响具有异质性。医疗护理类社会照料对家庭照料是替代作用,居家养老类社会照料对家庭照料是补充作用。这一发现给我们的启示在于,发展社会照料时需考虑照料服务产品类型对家庭照料带来不同的介入过程。在发展医疗护理类社会照料时,应着重加强专业性,并打破现有对上门看病等相关制度藩篱;在发展居家养老类社会照料时,应注重社会照料资源与家庭照料资源的沟通协调,共同发挥作用。

(3)对于经济资源禀赋较多即经济状况较好的家庭而言,社会照料对家庭照料起替代作用;对于经济状况较差、人力资源禀赋较多的老年人家庭,社会照料对家庭照料是补充作用。当后类家庭面临人力资源禀赋较多时,其更倾向于家庭成员照料。这给我们的启示在于,在发展社会照料时应注重发展针对不同家庭经济状况的服务和产品,即养老服务经济和社会属性并存的特征使得一部分养老服务或产品可以通过市场逻辑发展,该类产品或服务面向家庭经济资源禀赋较多的家庭,被照料者可以通过利用该类产品或服务来减少家庭照料。但也需要注重福利原则发展思路下的养老服务和产品供给。虽然对于经济状况较差和人力资源禀赋较多的家庭而言,利用社会照料并不能减少家庭照料,但对于该类家庭可以通过适度普惠的原则使一些社会照料增加与家庭成员的互动,提高家庭成员的专业性,提升照料质量。

(4)当居家老年人健康状况较差时,家庭成员进行照料的机会成本相对较低,家庭成员仍然提供主要帮助,社会照料并不能替代家庭照料,其主要起补充作用;当老年人身体健康状况相对较好时,社会照料可以在一定程度上减少被照料者对家庭照料的依赖,起着一定的替代作用。这一研究发现给我们的启示在于,在发展社会照料时,对于不同健康状况人群的侧重点有所差异。对于健康状况相对较好的居家老年群体而言,可以发展多样化的社会照料,更大限度地满足其照料需求,发展这些社会照料可以在一定程度上减少家庭照料,释放家庭劳动力。对于健康状况较差的居家老年人来说,在发展社会照料时需要注重社会照料服务与家庭成员的良性互动、资源连接,与家庭成员形成合力,共同照料居家老年人的日常生活。

受孝道文化的影响,中国居家老年人的主观养老观念影响家庭照料可能性和社会照料服务利用的可能性。当居家老年人更相信"养儿防老"时,家庭成员作为主要照料者的可能性较大,即其更倾向于家庭照料。反之,当居家老年人不认为"养儿防老"或认为老年照料的责任应该由政府或社会承担时,其更倾向于利用社会照料。

| 第 7 章 |

社会照料的介入效果

上一章我们重点就社会照料对家庭照料的影响进行了探讨。研究发现,社会照料与家庭照料的关系并非是线性、一成不变的,而是对不同类型的社会照料以及不同资源禀赋的家庭和不同健康状况的老年人来说其影响效应不同,既存在替代效应,也存在补充效应。无论替代还是补充,其对家庭照料者都是一种支持作用。然而,当以家庭照料者作为出发点考量社会照料与家庭照料资源的精准匹配时,我们不知不觉间就已经将老年人自身当作被动接受照料服务的个体。这也造成了我们发展社会照料目标的偏颇,即重视"腾出医院的床位,解除家人的负担"而非重点关注当老年人衰老脆弱、不再有能力照料自己的时候,如何使生活存在价值、尊严与高质量(Atul G,2015)。

在以人民为中心的发展思想指导下,社会养老服务或社会照料发展思想产生转变,即更加注重老年群体作为照料中心的能动性、获得感和福祉。为此,本研究在探讨社会照料对家庭照料影响的基础上,更注重以老年人为核心,探讨其对老年人自身的影响。故本章重点从老年人服务利用的视角关注当社会照料介入到老年人的日常生活照料时,对其生活满意度的影响,借以检验假设 H7,即社会照料会提高老年人的生活满意度。

7.1 中国居家老年人的生活满意度

老年人的生活满意度是老年人对其生活状况的总体评价(Caspi A et al.,1986),是衡量生活质量的一个重要评价指标,也是对主观幸福感的一种度量指标(李建新、刘保中,2015;曾毅、顾大男,2002;张文娟、纪竞垚,2018)。社会照料的介入不仅影响着家庭照料,发展社会照料最终的落脚点仍在于提高老年群体的福祉。

CLASS2016 数据中,对居家老年人的生活满意度进行了测量,用"总的来说,您对目前的生活感到满意吗?"表示。回答包括"很满意""比较满意""一般""比较不满意"和"很不满意"5 类,分别赋分 5 到 1 分,分数越高表示生活满意度越高。根据以往研究经验(张文娟、纪竞垚,2018),本研究将生活满意度作为连续变量处理。

总体而言,老年人的生活满意度得分为 3.81 分,对生活总体上较为满意。居家老年人的生活满意度存在城乡差异。数据显示,城市老年人的生活满意度得分为 3.89 分,农村为 3.69 分,城市老年人生活满意度显著高于农村($p = 0.000 < 0.05$)。这与二元经济体制下城乡社会经济发展水平仍存在较大差异有关。然而,老年人的生活满意度并未表现出显著的性别差异($p = 0.86 > 0.05$)。

老年人的生活满意度与年龄分布呈"U"形曲线,即随着低龄老年人逐渐过渡到中龄老年人,其生活满意度呈下降趋势,但是随着高龄老年群体年龄的增加,其生活满意度呈上升趋势(图 7-1)。这是因为年龄对老年人生活满意度的影响既存在负向效应,也存在正向效应。所谓负向效应是指随着年龄的增加,带来健康恶化、经济压力、亲友过世等负向损失,进而降低老年人的生活满意度。正向效应则是由于年龄成熟效应、同期群正效应等所致(骆为祥、李建新,2011)。特别是对于高龄老年群体而言,在面临困扰时,老年人可以发展出行之有效的策略来削减负面影响,即便不能消除,也可以逐步适应。此外,相对于以往生活苦难,高龄老年人群面对晚年的负向事件变得"微不足道",其有利于使老年人保持较为积极的生活评价。

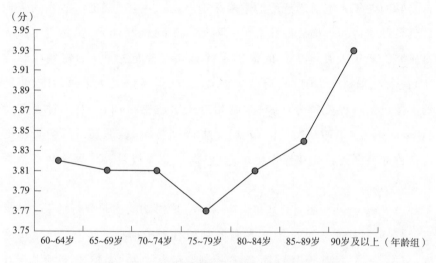

图 7 –1   分年龄中国居家老年人生活满意度得分

7.2   社会照料对中国居家老年人生活满意度的影响

社会照料无论对家庭照料是替代还是补充作用,最终的目的都是提高老年人的生活满意度。现阶段,中国正大力推进社会照料,是否提高了老年人的生活满意度,仍需实证支撑。本部分利用 CLASS2016 数据探讨不同类型的社会照料对居家老年人生活满意度的影响。

以往研究着重探讨老年人生活满意度的影响因素,其中包括健康状况、经济状况等(李建新、刘保中,2015;李德明等,2009;熊跃根,1999;骆为祥、李建新,2011)、社会支持(瞿小敏,2016)、老年人的性别、年龄、受教育程度、婚姻状况、居住地、居住方式等（曾宪新,2011）。因此,本研究纳入了相关控制变量,包括老年人社会人口特征（如性别、年龄、受教育年限、婚姻状况、居住地、居住方式等）、健康状况（客观自理能力、主观健康自评等）、经济状况（如收入、房产、保险状况等）以及社会支持。其中,社会支持是影响老年人生活满意度的重要影响因素。社会支持是一种由为人们提供各种支持的人构成的社会关系网络（瞿小敏,2016）。虽然近年来大多研究将老年人社会支持的提供主体聚焦于家庭成员（如家庭代际支持）（王萍、李树茁,2011）,有些扩展至朋友,但从广义上来讲,社会资源的支持也是一种支持方式,只是其相对于家庭支持而言,是一种弱支持（Granovetter M,1973;Nan L,1981）。本研究将家庭、朋友及社会资源的支持称为社会支持。在操作化层面,根据社会支持量表计算社会支持得分来表示。

表 7 - 1 为社会照料对老年人生活满意度影响的回归分析结果。结果显示,在控制其他条件下,社会照料的利用有利于提高老年人的生活满意度。对于总体模型（模型 1）而言,在控制老年人社会人口特征、健康状况和经济状况、社会支持的基础上,利用社会照料的老年人比没有利用过社会照料服务的老年人生活满意度高 0.17 分。此外,受教育程度较高、城市女性、健康状况较好、社会支持程度较高且有社会保险的老年群体生活满意度较高。同样,无论对于医疗护理类服务（模型 2）还是居家养老类服务（模型 3）来说,使用这两类照料服务都会在一定程度上增进老年人的生活满意度。

表 7 – 1　社会照料对中国居家老年人生活满意度影响的回归分析

	模型1(总体)		模型2(医疗护理类)		模型3(居家养老类)	
	系数	标准差	系数	标准差	系数	标准差
社会照料(无)	0.172***	0.029	0.132**	0.051	0.172***	0.029
受教育年限	0.015***	0.004	0.015***	0.003	0.015***	0.003
年龄	0.007***	0.001	0.008***	0.001	0.007***	0.001
性别(女)	−0.077**	0.025	−0.084**	0.025	−0.078**	0.025
居住地(农村)	0.172***	0.029	0.159***	0.029	0.169***	0.029
婚姻状况(无配偶)	0.025	0.028	0.026	0.028	0.026	0.028
自理能力(失能)	0.069**	0.029	0.075**	0.029	0.071**	0.029
同住人数	0.014	0.010	0.019*	0.010	0.014	0.010
社会支持得分	0.005***	0.001	0.006***	0.001	0.006***	0.002
健康自评(差)	0.240***	0.017	0.237***	0.017	0.240***	0.017
收入对数	−0.001	0.006	−0.002	0.006	−0.001	0.006
房产数量	−0.011	0.014	−0.011	0.014	−0.011	0.014
社会保险(无)	0.066*	0.038	0.082*	0.038	0.066*	0.038
截距	2.340***	0.168	2.281***	0.168	2.327***	0.168
N	7 269		7 269		7 269	
R^2	0.0965		0.0901		0.0963	

注：$*p < 0.1$，$**p < 0.05$，$***p < 0.01$,括号内为参照类。

综上所述,总体而言,社会照料的介入可以在一定程度上提高老年人的生活满意度。在控制其他条件下,无论是医疗护理类还是居家养老类社会照料都可以显著提高居家老年人的生活满意度。该结论也为目前中国大力发展社会照料提供了一定的实证支撑。

7.3　本章小结

本章分析了社会照料的介入效果,即社会照料对中国居家老年人生活满意度的影响。研究首先分析了老年人的生活满意度基本情况和群体差异,在此基础上探讨了不同类型的社会照料对老年人生活满意度的影响。结果显示,中国居家老年人对生活总体上较为满意,但存在年龄及城乡差异。随着年龄的增加,老年人的生活满意度先下降后上升。城乡经济社会发展不平衡使得城市老年人的生活满意度显著高于农村。此外,无论是医疗护理类还是居家养老类社会照料,其介入可以在一定程度上提高老年人的生活满意度。

所以,本章得出以下研究结论:社会照料的介入可以在一定程度上提高老年人的生活满意度。

故假设 H7 得以验证。

该研究发现为当下中国大力发展社会照料提供了实证支撑,发展社会照料可以提高老年人的生活满意度。

第 8 章

中国居家老年人家庭－社会
照料模型构建

发达国家的社会照料发展较早。从 20 世纪七八十年代起,西方发达国家开始探索社会照料与家庭照料的关系,并基于此形成了一系列的照料模型,如替代模型、补充模型、照料传递模型等。然而,这些照料模型大多是西方发达国家国情之下的产物,与中国的历史文化、社会发展、政治制度等存在诸多异质性。因此,有必要结合中国实际发展出适合中国本土化的照料模型。对于中国而言,从 2013 年以后,①中央和地方政府进一步高度重视老龄问题,特别是在养老服务领域无论从政策层面还是实践层面开始大力推进社区居家照料服务,形成社区居家养老产业布局,注重老年人"周边、身边和床边"服务建设,提高服务质量,增强老年人群的获得感。

从 2013 年至今,中国对于社区居家养老照料服务的重视和发展已经超过五个年头,无论是政策还是实践上都积累了一定的经验,也面临着一些

---

① 中国养老业界通常将 2013 年视为"养老元年",因为 2013 年之后,养老服务业在中国如雨后春笋,在政策和实践层面大力推进与发展。

挑战。虽然一些研究表明,目前中国老年人主要的照料方式仍是家庭照料(杜鹏,2016),近年来随着社区居家照料服务的发展,越来越多的老年人开始知晓、利用社会照料服务来满足居家老年人的照料需求(王永梅,2017)。那么,社会照料是如何慢慢介入到家庭当中的,家庭照料资源与社会照料资源如何在中国的社会养老服务体系和政策框架下,依据不同的照料类型、家庭经济禀赋和老年人健康状况进行精准匹配,最终提高居家老年人的生活满意度?

本部分将对上述问题进行回答,并依据前文实证经验构建中国本土视域下的中国居家老年人家庭 – 社会照料模型。在此基础上,探讨相应的政策启示与建议。

8.1 中国居家老年人家庭 – 社会照料模型构成要素

本研究揭示了中国居家老年人的日常生活照料需求,并在此基础上,在社区居家养老的视域下重点探讨了:(1)居家老年人日常生活照料的介入主体和介入次序,即谁来照料居家老年人,这些介入主体是如何排序的;(2)居家老年人日常生活照料的介入过程,即探讨两大介入主体——家庭照料与社会照料——之间的关系,重点关注社会照料是如何介入到家庭照料之中的,其对家庭照料是替代作用抑或是补充作用;(3)社会照料的介入效果,即探讨社会照料的落脚点——其介入会否提高老年人的生活满意度。以上是照料模型的主要构成要素。

生命历程是个体的一生之中通过年龄分化而体现的生活道路的选择(孙鹃娟,2017)。生命历程理论不仅强调生命历程的历时分析和过程分析(石智雷、吴志明,2018),也强调个体的主观能动性,即个体并非是被动接受的,而是具有主观能动性的、可进行个体选择的。同时,生命历程理论也强调社会结构和个人选择在时间作用下是相互影响的（李强等,1999）。为此,在考虑中国居家老年人家庭 – 社会照料模型建构时,生命历程理论给我们的启示在于:一是要考虑老年人作为被照料者,其应作为能动、可选择的主体进行主观选择,为此,其照料意愿或主观层面的养老观念应考虑在模型的构建之中。二是,除了考虑老年人（被照料者）和照料者（家庭照料与社会照料）之间的关系外,还应该考虑社会结构、社会制度、文化和相关政策的影响（如社会养老服务体系及相关政策）。三是,考虑个体与社会结构之间的互动即由于个体生活经验、居住环境等有所差异,在日常生活照料服务的选择和利用方面受队列、城乡等因素的影响。这些因素既作用于老年人的养老观念、照料意愿,也作用于社会照料服务的供给和利用层面。

　　其中,就社会养老服务体系和社区居家照料服务政策体系来看,2015年,党的十八届五中全会通过的《中共中央关于制定国民经济和社会发展第十三个五年规划的建议》对养老服务体系建设指导思想表述为“建设以居家为基础、社区为依托、机构为补充的多层次养老服务体系”,将对机构养老的“支撑”作用重新回归到2006年时提出的“补充”作用。主要目的是纠正此前养老机构盲目追求增建设施和床位发展方向的偏差,回归到夯实社区居家养老的发展方向上来。到2016年,“健全养老服务体系”作为积极应对人口老龄化的重要内容,写入“十三五”规划纲要,标志着新时期我国社会养老服务体系顶层指导思想基本确定（杜鹏,2018）。对于社区居家照料,2011年《社会养老服务体系建设规划（2011—2015）》指出,“十二五”期间将重点建设老年人日间照料中心、托老所、老年人活动中心、互助式养老服务中心等社区养老设施。自2013年《国务院关于加快发展养老服务业的若干意见》发布后,各级政府发布了一系列旨在促进社区居家养老服务发展的政策文件。到2015年,北京市率先制定《北京市居家养老服务条例》,之后浙江、江苏、河北等省份也出台了社区居家养老服务地方法规,从政策和实践层面发展社区居家养老服务。2016年,民政部、财政部进行“社区居家养老服务试点"工作,明确社区居家养老服务在养老服务体系建设中的不可替代的作用,各级政府都加大对社区居家养老服务基础设施和服务的投入。

此外,还有一些具有"中国特色"的分析要素,如街道/乡镇、社区居委会/村委会在居家老年人日常生活照料中起到较为关键性的作用。通过实地调研和对养老服务商的访谈发现,现阶段,虽然家庭成员仍然是居家老年人日常生活照料的主体,但老年人的养老方式正随着社会转型而慢慢发生变化。一些社区居家养老服务商表示,老年人对社会照料也开始逐渐接受,特别是第一代独生子女父母进入老年期后,靠子女进行长期照护往往力不从心。而老年人又不愿离开家庭、社区去机构照料。因此,很多低龄老年人开始选择社区居家照料服务。但是,作为一种在中国刚刚起步的"新生事物",大多数老年群体只知晓机构照料,对社区居家照料服务并不甚了解。而此时受中国行政体制和路径依赖的影响,很多老年人习惯于"有问题,找组织"。而街道/乡镇、社区居委会或村委会则扮演着"基层政府"组织功能,在社会照料(社区居家照料服务)的服务商与老年人之间搭建起桥梁,连接供给与需求。这便是中国的社会养老服务与国外诸多社会养老服务供求对接的差异。在很多西方国家,服务商(供给)大多可以直接对接老年人群(需求),即社会照料服务商——老年人。而在中国,由于市场经济发展仍有待完善,且养老产业发展正处于刚刚起步阶段,在中间环节很多时候需通过街乡或村居传达相关需求,进行供需对接。因此,中国的社会照料供需对接模式往往是社会照料服务商—街乡/村居—老年人。调研发现,很多养老服务商表示,服务商要想进入社区,首先要与街道/乡镇和社区/村委提前联系,待得到街乡、村委的首肯后,才可以顺利与老年人对接。所以,在进行照料模型建构时,在探讨社会照料对家庭照料的介入时,需进一步考虑街道/乡镇以及村委会/社区居委会的作用。

综上所述,关于中国居家老年人家庭-社会照料模型的构建主要有以下要素:一是居家老年人日常生活照料的介入主体和次序,包括社会照料和家庭照料两大类;二是以被照料者即老年人为核心,强调老年人的主观能动性,如照料意愿或养老观念等;三是介入过程,探讨社会照料是如何介入到家庭中的,对于不同社会照料类型、不同资源禀赋的家庭以及不同健康状况的老年人来说,其表现为替代或补充作用;四是进一步考虑具有"中国特色"的街道/乡镇和农村村民委员会/城镇社区居民委员会等因素的影响;五是考虑现阶段社会养老服务体系及社区居家养老相关政策等较为宏观层面的影响;六是探究个体与社会宏观层面的互动,即在照料过程中表现为城乡差异、队列差异等;七是将发展社会照料的最终落脚点放在提高老年人生活满意度方面。

8.2　中国居家老年人家庭 - 社会照料模型构建理论分析

为了构建一个稳定、整合、系统化的中国本土化照料模型,本研究借鉴帕森斯的结构功能主义,将上述要素进行系统整合。帕森斯提出了结构功能分析模型,从功能分化角度,将社会结构发展成一种较为庞大的旨在解释人类行动的系统理论。其认为,所谓社会结构,在《社会系统》(1951)中指具有不同基本功能的、多层面的次系统形成的"总体社会系统"。主要包括 4 项基本功能:适应(A)、目标达成(G)、整合(I)与潜在模式维系(L)。"适应",主要指要保证系统从环境中获得所需的资源,并在系统内进行分配。"目标达成",指的是系统是具有目标性的,并且可以调动资源来实现目标。"整合",指将系统的每个部分调动起来,综合协调,最终形成一个整合能动的主体。"潜在模式维系",指维持社会共同价值观,并使其在系统内保持制度化。只有满足了以上 4 个功能,系统才能够保证自身的存在并维持下去。通常而言,帕森斯将上述 4 个基本功能对应于社会的 4 个基本系统。适应环境的功能对应经济系统，目标达成功能对应于政治系统，整合功能对应于社会系统，模式维持功能对应于文化系统。在整个系统内，它们是整体、均衡且相互支持的，结构内部各个系统都对整体系统发挥着作用，并通过系统不断整合、分化，来维持整个系统的动态均衡秩序。

为保障社会结构的平稳运行，需要遵守一定的系统秩序。对于系统秩序，帕森斯也进行了一系列论述。他认为，"秩序是社会通过互动协调稳定的本质，是行动者在某种规范准则下的动机整合问题"，构成秩序的条件是"价值"。其具有"共同价值内化"观点，强调多数人共同持有一种价值规范或价值体系，考察大多数个体所共享共有的主观态度。共同价值体系则是由一系列价值模式组成的，且已经成为社会大众较为认同的规范体系。这些规范体系作为行为导向、标准和依据，可以对行动者的行为边界进行约束。通过规范社会大众认同的准则，或者说通过价值内化实现行动者的人格结构的塑造，反过来进一步形成为社会性共识。

在社会系统构建后，为了解释这一社会互动的稳定模式，帕森斯采用地位－角色作为分析单位进行分析。他认为，"地位"是个体在整个社会结构中所处的位置，而"角色"则是一种社会期望，即社会对上述"地位"应该如何期望。"地位－角色是社会体系中最重要的互动过程所包含的个体之间关系的结构，也是行动模式化互动关系中不同角色的参与"（Parsons T，1951）。因此，若以地位－角色作为基本分析单位，各行动者之间的互动则转换成了一系列地位和角色之间的互动，且这种互动关系往往是相对稳定的。通过这种角色地位的互动，形成了相对稳定的社会结构。此外，帕森斯的结构功能主义之所以称为"结构功能"，是因为每个角色都会在社会结构当中担负一定的功能，而这种功能则与社会行为期待相联系，与社会规范、制度相适应。

当然，虽然帕森斯结构功能主义强调社会决定论，即行动者受价值内化、角色期待的影响，不能自由地选择行动，但该观点本身在社会决定论与个人主义的争论中尚无定论。本模型一方面考虑了社会结构对个体的互动和影响，另一方面也结合生命历程理论的观点对现阶段积极应对人口老龄化和积极老龄观强调老年人个体的主观能动性进行回应。

8.3 中国居家老年人家庭－社会照料模型构建与理论阐释

基于以上帕森斯的结构功能主义理论以及上述对中国居家老年人照料模型要素的探讨，本研究形成以下照料模型（图8－1），我们将之称为：中国居家老年人家庭－社会照料模型。下面则根据结构功能主义理论对该模型进行理论阐释：

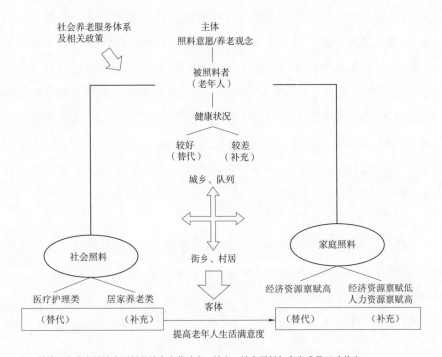

注：替代：大力发展社会照料释放家庭劳动力；补充：社会照料与家庭成员互动共生。

图8－1 本土化的中国居家老年人家庭－社会照料模型

首先进行各功能分析。一是适应功能。适应功能在本模型中主要指以老年人为核心,向社会与家庭获得所需要的照料资源,并且在照料系统内进行分配。二是目标达成功能。无论是发展社会照料还是对老年人进行家庭照料,最终的目标则是老年人生活满意度的提升。由于现阶段社会养老服务迅猛发展,本研究则更加注重于社会照料介入到居家老年人日常生活照料过程中是否会提高其生活满意度。三是整合功能。其使系统各个部分协调成一个整体。在本研究中,既涉及照料者、被照料者的功能发挥,也涉及宏观制度和政策层面的分析,同时整合个体与社会结构互动表现出来的城乡差异、队列(年龄)差异①等。四是潜在模式维系功能。该功能涉及维持社会共同价值观和秩序,并使其在系统内保持制度化。在本研究中,这种共同价值内化是社会大众对老年人日常生活照料的观念和文化,以及现代社会转型期正在迅速发展的社会养老服务体系对传统照料观念、养老观念的冲击。很多老年人,特别是高龄老年群体受传统家庭养老观念、孝道文化影响较深,希望"养儿防老",认为只有子女履行照料义务才算"孝"。但这种将子女"捆绑"于家庭之中无论从受个人主义影响的年青一代群体,还是从照料效果来讲,难免显得力不从心,并且"久病床前无孝子"(杜鹏、纪竞垚,2017)。为此,现阶段社会大众对居家老年人日常生活照料的价值观也在发生变化,对于社会照料,特别是社区居家照料更为接受。这样的变化过程也在改变着社会大众认同的规范体系,并推动着社会养老服务体系的构建。

其次是各要素角色地位分析。在本照料模型中,主要涉及以下几个角色:老年人、家庭照料、社会照料、社会养老服务体系及相关政策。对于每个角色,都有一定的社会期待和在结构中所处的位置。一是老年人。其作为被照料者,在以往很多研究中,往往处于被动接受的位置。在本研究中,

---

① 由于本研究主要涉及横截面研究,故队列分析仅关注了老年人的年龄差异,其虽然并不能非常准确地反映不同队列老年人群的队列差异,但可以通过年龄差异来大致反映相关趋势。

将老年人作为中心,其自身的照料意愿和养老观念影响着社会照料对家庭照料的介入。实证研究表明,具有较为现代的照料意愿或养老观念的老年人,他们更不相信"养儿防老"或认为老年人日常生活照料的责任主体不应由子女、配偶等家庭成员承担,而应该由政府、社会或者由政府、社会、自己及家庭成员共同承担。这些老年人更倾向于利用社会照料来对家庭照料进行替代或补充。本研究分老年人的健康状态对于社会照料对家庭照料的影响进行分析。对于健康状况相对好的老年人而言,社会照料的角色是替代家庭照料。对健康状况相对较差的老年人而言,则是补充角色。二是家庭照料。对于绝大多数老年人而言,老年人日常生活的主要照料者是家庭成员,家庭仍然在老年照料过程中扮演着不可或缺的角色。但在讨论社会照料对家庭照料的影响时,对于不同资源禀赋的家庭而言,社会照料与家庭照料的角色地位有所差异。对于家庭经济资源禀赋较好,即家庭经济状况较好的老年人家庭来说,社会照料可以替代家庭照料,以此降低家庭照料的机会成本。而对于家庭经济资源禀赋较差、人力资源禀赋较多的家庭,社会照料扮演着家庭照料的补充角色,即主要仍然是家庭照料扮演着重要作用,而社会照料仅仅作为补充,与家庭照料形成合力共同发挥照料功能。三是社会照料。从总体来看,社会照料在居家老年人日常生活照料中扮演的角色不及家庭,仍处于次级角色主体,在整体居家老年人日常生活照料介入中处于边缘性角色,但这并不意味着其发挥的作用较小。从功能发挥来看,总体上,社会照料可以在一定程度上减少老年人对家庭成员的依赖,减轻家庭照料负担。但是,对于不同类型的社会照料,其功能有所差异。医疗护理类社会照料对家庭照料产生替代功能,居家养老类社会照料是补充功能。四是社会养老服务体系及相关政策。近年来,无论中央还是地方政府,皆出台了一系列社会政策支持社会养老服务体系的建设,特别着重于社区居家养老服务的发展。这些相关政策和制度设计无疑为社会照料支持家庭照料起到了政策、制度支持作用,扮演着"宏观保障"的角色。

再次是结构稳定性分析。主要就个体与社会结构的互动进行探讨。虽然从宏观制度、政策层面对居家老年人的日常生活照料提出了一系列保障措施,从硬件设施与软件服务维度双管齐下,最大限度地满足城乡居家老年人的照料需求,但是在与个体进行互动及供求对接时,仍然存在一定的挑战,影响整体结构的稳定性。一是,在互动过程中存在城乡、队列等群体性差异。前文实证分析表明,城市和农村居家老年人日常生活照料需求存在差异。同时,受中国长期以来城乡二元经济体制的影响,农村社会照料服务供给数量及质量虽然在近年来有大幅提升。一些地方政府(如北京地区)也着重出台相关政策发展农村的养老服务和照料制度,但从总体上看,农村社会养老服务仍然存在供给不足、质量不高、供需对接不畅等问题,成为社会养老服务体系发展的短板。在需求侧角度,农村老年人的经济状况、养老观念等也制约着社会照料的购买力水平。因此,在进行照料模型构建中,需要考虑城乡差异。此外,不同出生队列的老年人,其生命历程存在差异,曾经历过不同的社会事件,这种生命史对于其观念、行为等产生重要影响。同样社会照料对家庭照料的影响以及社会照料和家庭照料的利用会因出生队列不同而产生异质性。例如,经历过三年自然灾害的老年人往往更加节俭,在利用社会照料时通常会更加考虑价格因素。而在年纪相对年轻时就经历改革开放的老年人群,其消费观念、养老准备等都与出生队列较早的老年群体有所差异。老年人群对家庭照料和社会照料的利用,会因出生队列的不同而产生异质性。所以,在照料模型构建时需考虑队列的异质性。二是,在个体与社会制度结构互动过程中,存在中间环节,即上文中所阐述的街道/乡镇及村委的中间作用。这个中间环节作为连接供需的纽带,如何能更加完善地发挥作用,如利用信息化平台进行信息公开、利用政府信用进行资质审核等成为下一步各级政府关注的重点。三是,在互动过程中,需要政府或其他社会组织对照料服务进行事前、事中及事后监管,以保证服务质量,从而稳定整个照料系统。就目前来看,现阶段政府的监管功能有待提升,社会照料服务的准入、退出门槛较低,使得老年群体利益受损。在调研过程中,我们发现北京市正在探索"三边四级"养老服务体系,在老年人聚居地区建立养老驿站,一些养老驿站向老年人兜售会员卡,以获取政策性流量补贴。然而,由于养老行业的微利性,一些养老服务商由于资金链条断裂或其他原因,直接退出养老服务市场。特别是一些服务商在获得政府的建设补贴等相关补贴后退出服务市场。这一方面导致政府财政补贴未能发挥其功效,另一方面也使老年人在购买会员卡后找不到服务商,也使政府信誉受损。因此,在构建照料模型时,需要考虑在政府、服务商、老年人互动过程中,加强监管措施,保障服务质量和各类行为主体的合法权益。

最后是对照料模型的总体评价。本模型将居家老年人的日常生活照料视为一个稳定的照料系统。在该系统中,既包括个体层面的直接相关的主体,如老年人、家庭照料、社会照料等,也包括间接促使各个主体发生互动的宏观层面的结构性制度和政策,也涵盖联结个体和结构互动的要素。该模型以社会照料介入家庭照料为核心,其作用在于探讨如何分配社会照料资源和家庭照料资源才可以使效益最大化,从而提高老年人的生活满意度。虽然模型考虑了居家老年群体的城乡、队列等差异,但这只是在理论层面的探索。在实际运作过程中,居家老年人日常生活照料需求是多样的,运作过程是复杂的,很多影响因素是不可测的,有时甚至并不能完全分清是替代作用抑或是补充作用。但无论如何,该照料模型的提出至少在理论层面为老年照料提供了一个理论分析框架,在政策层面也得出了一些发展社区居家照料服务的启示。

8.4 中国居家老年人家庭－社会照料模型启示

8.4.1 社会照料总体上可以减轻家庭成员的照料负担,发展社会照料是中国居家老年人日常生活照料的必由之路

虽然从现阶段来看,社会照料在居家老年人日常生活照料中并不居于主要地位,但是总体而言,利用社会照料可以在一定程度上减少被照料者对家庭照料的依赖。这一研究结论对于当下大力发展社区居家照料服务起到实证支撑作用。特别是随着第一代独生子女父母进入老龄期,接下来第二代、第三代独生子女父母相继步入老年阶段。在生活压力和负担日益加剧、个人主义影响较为强烈的今天,照料老年父母的机会成本不断增加,而社会照料可以在一定程度上支持家庭成员,满足老年人的照料需求。因此,大力发展社会照料,增加供给数量、提高供给质量和水平、做好供需对接,成为积极应对人口老龄化、解决居家老年人日常生活照料问题的必由之路。

8.4.2 社会照料对家庭照料的影响不是一概而论的,一方面其可以替代家庭照料,另一方面也需注重与家庭照料的互动协调

家庭－社会照料模型显示,社会照料在某些条件下可以替代家庭照料,减少对家庭照料的依赖,那么也就意味着由于社会照料的介入,可以释放一些原本需要进行家庭照料的家庭成员的劳动力。改革开放以来,快速

的人口转变创造出规模巨大、持续增加的劳动力,增加了为经济社会快速发展所积累的人力成本,形成了人口机会窗口,带来人口红利(原新、高瑷,2018)。虽然全面二孩政策实施使中国劳动年龄人口规模下降速度有所放缓,但整体而言劳动年龄人口规模持续缩减,①劳动力供给能力逐年下降。同时,劳动年龄人口内部结构老化趋势显著。根据联合国的预测,2035年之前中国15~24岁组和25~44岁组的人口规模和比重呈现快速下降趋势,45~64岁组人口则呈明显上升趋势(UN,2012)。实际上,44岁及以下劳动年龄人口是劳动力市场最活跃和最重要的人群,其规模下降将对未来就业和劳动力供给产生较大影响(童玉芬,2014)。在一些条件下,社会照料可以释放劳动力,从而在一定程度上促进经济发展。

照料模型也表明,在一些情况下,社会照料对家庭照料起着补充作用。这就意味着一些社会照料在居家老年人日常生活照料过程中并不能独立发挥替代家庭照料的作用,需要与家庭成员配合与互动,共同为居家老年人生活照料提供服务。这也与当下学界提出的通过社会照料支持家庭成员进而满足老年人的照料需求的观点相一致。通常而言,社会照料服务可以发挥其专业优势,对家庭照料者进行培训与指导,提高家庭照料者的照料效率,或者对家庭照料者进行心理咨询与疏导,缓解家庭照料者的照料压力等。也就是说,在发展社会照料、特别是社区居家照料服务时,不能将社会照料与家庭照料分割开来,各自形成独立的照料体系,而应该加强联结互动,及时、准确地了解被照料者和照料者的现实需求,从而更好地支持、补充家庭照料。

---

① 数据来源:中国人民大学人口与发展研究中心预测结果。

8.4.3 精准匹配社会照料资源需考虑老年人主观能动性及健康状况、照料类型、家庭资源禀赋等因素

社会照料对家庭照料的影响并非是线性、一致的,其影响作用因老年人健康状况、照料类型、家庭资源禀赋等而有所差异。实证分析结果显示,对于健康状况较好、家庭经济资源禀赋较高且养老观念较为现代的老年人及其家庭而言,其利用社会照料,特别是医疗护理类社会照料服务可以替代家庭照料,减少家庭成员照料的可能性较高。因此,面对这类人群可以通过市场逻辑发展社会照料服务。这一方面由于该类人群购买力比较强,另一方面可以切实满足该类人群的照料需求以减轻家庭照料负担。

对于健康状况较差、家庭经济资源禀赋低、人力资源禀赋多且养老观念较为传统的老年人及其家庭,通过福利性逻辑发展社会照料,特别是居家养老类社会照料更为合适。这一方面受经济条件等影响,其对于付费较高的社会照料服务项目购买力有限,另一方面对于该类人群来说,社会照料更多地起到补充家庭照料的作用,最基本的照料仍然需要家庭成员完成。当政府或社会给予该类老年人及其家庭一定的福利,社会照料能够为该类人群提供一定的专业技术支持、喘息服务等,通过与家庭成员互动来满足老年人的照料需求、提高其生活满意度和获得感。

8.4.4 社会养老服务体系、照料政策等作用于个体行为时,需结合城乡发展实际并注重供求对接

该照料模型不仅从理论层面结合实证数据分析结果厘清了社会照料对家庭照料的介入关系,还通过实地调研、访谈等从实践层面对现阶段中

国社区居家照料服务的发展逻辑进行总结,补充现有模型。

具体而言,在发展社会照料服务时,城乡居住地、老年人出生队列等影响着老年人的照料需求。这种群体异质性使得社会照料不能以一种标准、一种模式自上而下推进,而应根据实际情况采取自下而上的策略了解需求、分类精准、有所侧重地发展社会照料,并基于实践经验上升到政策和制度体系层面。此外,在服务对接时,通过调研发现,很多老年人表示需要社会照料时找不到服务商,而服务商则表示提供服务时无法找到老年人。这种供需对接错位抑制了社会养老服务市场的发展和创新。在实际运作当中,很多供需对接都是由街道或社区完成的,如果街道、社区"不作为",老年人寻找服务商时面临着信息不对称的风险,其服务质量得不到保障,政府的监管职责也未能履行到位。如果完全依赖街道或社区,又可能会导致中间过程的寻租现象,造成社会照料服务商要想拓展服务市场,必须要与街道或社区"搞好关系",增加了交易成本,也不利于养老业态的可持续发展。为此,需要在政策和实践层面进一步打通供需对接渠道,如建立信息发布制度、提供服务信息平台等,提高行业效率。

8.5　本章小结

本章在理论与实证研究的基础上,结合中国实践经验,提出了本土化的中国居家老年人家庭 – 社会照料模型,构建了老年照料理论分析框架,并通过理论模型的构建得出了相关政策启示。

首先,本章就模型的构成要素予以阐述,认为中国居家老年人家庭 – 社会照料模型应包括居家老年人日常生活照料的介入主体和次序、介入过程、老年人的主观能动性、街道村居等资源连接组织部门、社会养老服务体系及社区居家养老相关政策、个体与社会宏观层面的互动以及老年人生活满意度 7 个核心要素。

其次,对照料模型的构建进行理论分析。简要介绍了帕森斯结构功能主义和生命历程理论的启示,并以此为理论基础构建照料模型。帕森斯结构功能主义主要观点涉及适应、目标达成、整合与潜在模式维系4项基本功能。

再次,进行模型构建与理论阐释。一是分析各子系统功能;二是分析各要素的角色地位;三是结构稳定性分析;四是对本模型的总体评价。

最后,通过中国居家老年人家庭－社会照料模型分析,研究得出以下启示:一是,社会照料总体上可以减少对家庭成员的依赖,发展社会照料是中国居家老年人家庭照料的必由之路。二是,社会照料对家庭照料的影响不是一概而论的。一方面可以替代家庭照料,另一方面也需注重与家庭照料的互动协调。三是,精准匹配社会照料资源需要考虑老年人主观能动性及健康状况、照料类型、家庭资源禀赋等诸多因素。四是,社会养老服务体系、照料政策等作用于个体行为时,需结合城乡发展实际并注重供求对接。

| 第 9 章 |

结论、创新与展望

伴随着人口转变和社会转型,居家老年人日常生活照料也面临着转型。传统上老年人的日常生活照料大多靠家庭成员完成。然而,随着子女外出流动、妇女就业率的提升、个人主义、独生子女政策等诸多因素的影响,原本完全依赖家庭照料在现实生活中难以为继。同时,由于大多家庭成员缺乏专业照料知识技能、家居设施适老化程度较差,一方面影响着老年人的照料质量,另一方面也给家庭成员带来较大的照料负担。入住养老机构也面临一系列的问题,机构养老面临专业护理人员匮乏、费用较高、入住老年人自主性和独立性受损等。有学者认为,由此可能造成老年照料的"危机"。

为了解决这种照料危机,很多发达国家从 20 世纪七八十年代开始注重发展社区居家照料。老年人仍然居住在比较熟悉的家庭和社区之中,大多数情况下由家庭成员提供帮助,但有时也会依靠社会照料。2010 年以后,在中央和地方政府的主导下,社会照料得以快速发展。特别是自 2013 年以后,在实践层面养老服务业发展较为迅速。

在此过程中,社会照料作为一种"新兴事物",是如何介入到家庭照料之中的,是如何影响家庭照料的,是否会因其介入而减少对家庭照料的依赖?在西方发达国家和地区由于社会照料的发展起步较早,学者们较早地关注了社会照料与家庭照料的关系,认为社会照料对家庭照料或为替代或为补充,并基于此形成了一系列的照料模型。这些照料模型是基于发达国家国情下的,并不完全具有"中国特色"。为此,本研究主要利用CLASS2016调查数据从现状、过程和效果维度出发,在厘清中国居家老年人日常生活照料需求的基础上,重点探究了社会照料对居家老年人家庭照料的影响。围绕社会照料对家庭照料的介入主体和介入次序、介入过程、介入效果提出了7个假设,并对其进行检验,检验情况详见表9-1。7个假设均得以验证。基于此,研究结合帕森斯结构功能主义和生命历程理论以及中国社会照料实践经验,尝试提出具有中国特色的本土化居家老年人家庭-社会照料模型,以此作为老年照料的理论分析框架,并对相关政策和实践提供支撑与启示。

表9-1 研究假设及检验情况

	理论假设	数据与方法	检验结果
H1	家庭和社会资源是老年人日常生活照料的两大主体,照料者角色介入遵循差序格局。	CLASS2016;描述分析、方差分析	验证
H2	中国居家老年人日常生活照料的差序格局具有群体性差异,即对于不同城乡、家庭结构等照料角色介入的差序格局存在异质性。	CLASS2016;描述分析、方差分析、logistic回归分析	验证
H3	总体而言,社会照料可以减轻家庭照料负担,降低被照料者对家庭照料的依赖。	CLASS2016;描述分析、方差分析、联立方程模型;定性访谈、实地调研	验证
H4	具体而言,医疗护理类社会照料会对家庭照料产生替代作用、居家养老类社会照料对家庭照料产生补充作用。	CLASS2016;描述分析、方差分析、联立方程模型、分组回归;定性访谈、实地调研	验证

	理论假设	数据与方法	检验结果
H5	对经济状况较好的家庭而言,社会照料对家庭照料是替代作用,而对于经济状况较差的家庭而言,是补充作用。	CLASS2016;描述分析、方差分析、联立方程模型、分组回归;定性访谈、实地调研	验证
H6	对于健康状况较好的老年人而言,社会照料对家庭照料是替代作用,而对于健康状况较差的老年人而言是补充作用。	CLASS2016;描述分析、方差分析、联立方程模型、分组回归;定性访谈、实地调研	验证
H7	社会照料可以提高老年人的生活满意度。	CLASS2016,描述分析、方差分析、线性回归分析	验证

9.1　主要研究结论

9.1.1　中国居家老年人日常生活照料需求强度较大,具有转型特征和群体异质性

1. 中国居家老年人基本日常生活照料和工具性日常生活照料需求时间较长、强度较大

总体而言,有约14%的居家老年人需要日常生活照料,需要照料平均时长达到5年左右。数据显示,有13.36%的居家老年人处于不同程度的失能,需要 ADL 照料的老年人占老年人口总数的7.66%。老年人 ADL 需要照料的平均时长为4.81年。此外,约三成的居家老年人在工具性生活自理能力上存在功能低下和明显功能障碍,有11.01%的老年人有帮忙做家务的照料需求。平均而言,居家老年人 IADL 照料的平均时间为5.52年。

2. 现阶段家庭照料需求模式仍然是中国居家老年人主要的照料需求模式,但转型照料需求模式有所凸显

就目前来看,老年人的主观照料需求中,家庭成员仍然排在主要位置。但随着社会经济发展,老年人的主观照料需求发生着变化,有四成左右的居家老年人倾向于转型照料需求模式,说明传统的家庭养老照料需求模式有所松动。

但与此同时,居家老年人对社会照料需求具有主观需求高、有效需求低的倾向。在具体的社会照料服务方面,医疗护理类社会照料服务中老年人对免费体检和建立健康档案的需求较高;居家养老类社会照料服务中老年人对老年饭桌和上门做家务的需求较高。

3. 中国居家老年人日常生活照料需求具有群体异质性,农村、高龄、女性、独居老年人的照料需求需重点关注

无论是客观层面的老年人的基本生活自理能力、工具性生活自理能力,还是主观的老年人日常生活照料需求,都存在性别、年龄、城乡、居住方式等群体差异。具体而言,对于 ADL 照料需求,女性显著高于男性,农村高于城市,年龄越大的老年人需求越高。对于 IADL 照料需求,年龄越大需求越多,农村高于城市。在老年人主观照料需求模式上,农村老年人更倾向于家庭照料需求。受教育程度越高,选择家庭照料需求模式越低、社会照料需求模式越高。

9.1.2 家庭照料与社会照料是中国居家老年人日常生活照料角色介入的两大主体,且总体上呈现差序格局特征

绝大多数(超过 90%)的中国居家老年人的主要照料者是家庭成员。

总体而言,老年人的日常生活照料符合差序格局的特征,即以被照料者为核心,呈现"配偶——儿子儿媳——女儿女婿——孙子女和其他亲属以及社会服务"由近及远的差序格局特征。

为了进一步考察日益完善的社会照料服务对老年人日常生活照料的介入,研究更加深入地从需求侧视角(即老年人服务利用视角)分析了由民政部门和卫健部门共同推进的社区居家照料服务的介入情况。研究发现,中国居家老年人社会服务利用呈现自上而下行政推进的特征。医疗护理类服务的利用比例高于居家养老类服务。居家养老类社会照料服务利用存在明显的城乡差异,城市老年人的利用比例显著高于农村。随着老年人年龄增加、健康状况越差,利用社会照料服务的比例越高。

9.1.3 中国居家老年人日常生活照料角色介入的差序格局呈现群体性差异

1. 中国居家老年人日常生活照料角色介入的差序格局存在城乡差异

总体来看,配偶在城乡老年人日常生活照料中发挥着重要作用。除配偶外,在农村地区,儿子、儿媳承担着更多的照料责任;在城市地区女儿发挥的作用凸显。城市地区社会服务的使用比例显著高于农村。

2. 中国居家老年人日常生活照料的角色介入次序存在婚姻状态差异

当老年人有配偶时,配偶发挥着至关重要的作用,无论介入比例还是照料频率皆为最高。其次为儿子、儿媳和女儿、女婿,社会照料服务的利用比例相对较低。但当老年人无配偶时,儿子则发挥起了重要作用,其次为儿媳,再次为女儿、女婿。无配偶老年人社会照料服务的介入比例高于有配偶老年人。

3. 中国居家老年人日常生活照料角色介入的差序格局存在年龄差异

随着老年人年龄的增加,老年人丧偶的可能性相应增加,配偶在日常生活照料的角色介入逐渐减弱,取而代之的是子女,特别是儿子的照料角色随老年人年龄的增加而显现。社会照料的利用比例也随着居家老年人年龄的增加而不断加大。

4. 中国居家老年人日常生活照料角色介入的差序格局存在性别差异

通过对比儿子(及其配偶)和女儿(及其配偶)对老年人日常生活照料角色介入状况发现,现阶段儿子的照料作用大于女儿。但通过进一步区分儿子、儿媳、女儿、女婿作为照料者的性别角色,将儿子和女婿作为男性照料者、女儿和儿媳作为女性照料者后。研究发现,对于 ADL 照料具有同性照料特征。老年人口性别结构的女性化将导致今后女性的照料角色会愈发重要。

5. 中国居家老年人日常生活照料的角色介入次序存在居住方式差异

居家老年人日常生活照料的介入次序因不同的居住方式而有所差异。受"成本命题、责任命题、邻近命题"的影响,儿子和女儿、女婿主要照料独居老年人的日常生活,且社会服务介入比例较高。配偶无疑是大多数仅与配偶居住的老年人的主要照料者。子女则是大多数仅与子女同住的老年人的主要照料者。配偶与子女成为大多数与配偶、子女及其他亲属同住的老年人的主要照料者。

9.1.4　总体上,社会照料可以减少被照料者对家庭照料者的依赖,减轻家庭照料负担。但对于不同照料类型、不同家庭经济资源禀赋以及不同健康状态的老年人,社会照料对家庭照料的影响有所差异

1. 社会照料对家庭照料的影响不是一概而论的,不同类型的社会照料对家庭照料的影响具有异质性

医疗护理类社会照料对家庭照料是替代作用,居家养老类社会照料对家庭照料是补充作用。

该结论的启示在于,由于医疗护理类社会照料对家庭照料起替代作用,故在发展医疗护理类社会照料时应增加其专业性,打破现有医疗护理类照料服务的制度藩篱。另外,由于居家养老类社会照料对家庭照料起到补充作用,说明在发展该类社会照料服务时需要增加与家庭成员的互动和沟通,共同发力促进老年人的照料和生活质量。

2. 社会照料对具有不同资源禀赋家庭的家庭照料影响具有异质性

对于经济资源禀赋较多即经济状况较好的家庭而言,社会照料对家庭照料起替代作用,而对于经济状况较差或人力资源禀赋较多的老年人家庭,社会照料对家庭照料是补充作用。

该结论的启示在于,在发展社会照料时,需要发展针对不同家庭经济状况的服务和产品。由于社会照料对家庭经济状况好的老年人家庭是替代作用,则可以通过市场逻辑发展相关服务和产品,使其替代家庭成员,从

而释放家庭劳动力。另外,由于对于经济状况较差或人力资源禀赋比较多的家庭而言,社会照料是对家庭照料的补充,对于该类家庭可秉承福利逻辑,着重强调与家庭成员的配合与技术指导。

3. 社会照料对家庭照料的影响因老年人健康状况不同有所差异

老年人健康状况相对较好时,社会照料可以在一定程度上减少对家庭照料者的依赖,起着一定的替代作用。但是当老年人健康状况较差时,仍然需要家庭成员提供主要帮助,社会照料起到补充作用。

该结论的启示在于,对于健康状况较好的老年人而言,应该发展多样性、个性化的社会照料服务,尽最大可能满足其照料需求。社会照料服务可以替代家庭照料,减少对家庭成员的依赖,释放家庭劳动力。对于健康状况较差的老年人,在发展社会照料服务时需要与家庭成员做好沟通协调,配合好家庭成员提高照料质量。

4. 老年人的主观养老观念影响家庭照料可能性和社会照料服务利用的可能性

当老年人更相信"养儿防老",具有传统孝道观念时,家庭成员作为主要照料者的可能性较大,即其更倾向于家庭照料。反之,当老年人不认为"养儿防老"或认为老年照料的责任应该由政府或社会承担时,其更倾向于利用社会照料。

该结论的启示在于,老年人的主观意愿或观念影响着其行为选择,在发展社会照料时,不应该将老年人视为被动接受的个体,而应该考虑其主观能动性,依据老年人的意愿调节照料资源的匹配。

9.1.5 社会照料的介入可以显著提高中国居家老年人的生活满意度

无论是医疗护理类社会照料还是居家养老类社会照料,其介入都可以提高老年人的生活满意度。

该结论的启示在于,为中国当下发展社会照料特别是社区居家照料服务提供了实证支撑,即发展社会照料是以老年人利益为核心的,是中国今后老年照料发展的必由之路。

9.1.6 中国居家老年人家庭–社会照料模型呈现出中国理论与实践经验,为中国老年照料研究提供理论分析框架

通过帕森斯的结构功能主义、AGIL 分析以及生命历程理论,模型的构建既考虑各要素角色和位置以及功能,也考虑了个体与宏观政策制度(结构)的互动,同时结合中国养老服务业发展实际,涵盖"中国特色"街乡、村居等要素,构成具有系统性、稳定性、本土化的照料模型。通过中国居家老年人家庭–社会照料模型分析,研究得出以下启示:一是,社会照料总体上可以减少对家庭成员的照料依赖、减轻家庭照料的负担,发展社会照料是中国居家老年人家庭照料的必由之路。二是,社会照料对家庭照料的影响不是一概而论的,一方面其可以替代家庭照料,另一方面也需注重与家庭照料的互动协调。三是,精准匹配社会照料资源需考虑老年人主观能动性及健康状况、照料类型、家庭资源禀赋等诸多因素。四是,社会养老服务体系、照料政策等作用于个体行为时,需结合城乡发展实际并注重供求对接。

9.2　讨论与对策

通过对中国居家老年人家庭照料和社会照料关系的探讨,揭示中国居家老年人家庭和社会照料角色介入现状、介入过程和介入效果,构建中国本土化的照料模型。本研究基于研究结论并结合当下中国社区居家养老服务业的发展现状对现阶段中国老年照料相关政策和产业发展进行反思与讨论。

第一,基于中国居家老年人照料需求的多层次、多样化、个性化特征,应注重发展全方位、多元化、整合式的社会照料服务。现阶段,中国居家老年人因不同的健康状态、社会人口特征,其对日常生活照料的需求具有异质性。在进行养老服务供给侧改革过程中,需增加供给结构对需求变化的适应性和灵活性。例如可将关注点放在小型嵌入式社区居家养老服务机构、上门照料服务方面。此外,从国外的经验来看,机构、社区居家等养老方式呈现融合性特征,比如集中式养老社区则集合了机构养老的集中式养老特征,同时也包含了上门、社区内服务的社区居家养老服务特征。在北京市试点的共有产权养老社区则是借鉴了国外集中式养老社区(CCRC)的经验,通过调研发现,该试点得到了较好的成效和反馈。因此,在发展社会照料时,可以结合老年人的个性化需求发展多样化、个性化、融合性的社会照料服务,结合整合照料理念,丰富供给方式和供给链条。

第二,发展社会照料需进一步发挥政府主导作用,理顺老龄工作领导管理体制,激发老年人有效需求。前文研究表明,老年人的社会照料服务利用具有自上而下的行政推进特征,政府在推进社会照料服务过程中具有非常重要的主导作用。与此同时,老年人的照料需求也正在发生转变,从原有的家庭照料需求模式正在向转型照料需求模式转变,这意味着特别是低龄老年人的社会照料需求有所凸显。在这样的社会情境下,发展社会照料需要进一步强化全国老龄委的统筹协调、政策研究、改革推进、督察督办等方面工作的职能作用,落实各成员单位责任。在市场培育和产业发展方面,充分发挥发改、财政、税收、商务、金融、国土规划等宏观调控、综合经济发展、要素资源管理等职能部门作用。切实将社会照料服务资源落到实处,以供给引导和激发有效需求,发挥好政府部门的主导性角色和以福利逻辑发展社会照料服务的"兜底"作用。

第三,匹配家庭、社会照料资源时需精准施策。前文在对中国居家老年人照料模型的启示论述时,重点对于社会照料对家庭照料的替代与补充作用以及资源分配原则进行了详细阐述。本部分主要从政策制定与评估角度讨论在匹配家庭和社会照料资源时需要注意的问题。一是,做好老年人基础信息的搜集与更新。对社会照料资源的精准匹配需要了解老年人的照料资源,例如老年人家庭照料情况、经济状况、健康状况、主观意愿等。这些基础信息为照料资源的精准匹配提供基础。二是加强照料服务的专业性,提高工作效率。上述研究表明,在社会照料介入到家庭照料过程中,对于不同类型的照料服务、不同资源禀赋的家庭和不同健康状况的老年人而言或表现为替代作用,或表现为补充作用。当表现为替代作用时,说明社会照料服务的利用可以减少对家庭成员的依赖,对于该类服务及对象来说,需要进一步提高服务的专业性、技术性,打破现有制度障碍,减轻家庭成员的照料负担。同时,对于具有补充作用的社会照料服务和家庭、老年人而言,做好与老年人及其家人的沟通协调、互相配合本身即是一种专业性的体现。例如,社会工作领域中就如何与案主沟通、制订服务计划、如何连接相关资源等个案、小组及社区工作是社会工作的三大工作方法。所以,无论对于起到替代作用的服务,还是对于补充作用的服务都需要加强服务及相关工作的专业性,提高效率。又如,可以着力完善社区嵌入式养老服务相关制度。要科学确定社区养老设施的建设标准和服务功能,注重地区差异和资源统筹。通过社区养老设施整合社区各种与养老相关的服务和资源,提高服务质量和效率;推动社区养老设施和社区文化活动中心、卫生服务中心等公共配套设施共建共用、错时错峰运营。三是,根据实际情况及时评估和调整政策导向。任何社会政策的制定、实施都不是一成不变的,特别是在中国社区居家养老服务发展非常迅速的当下。需要针对新政策、新目标、新方向及时调整相关政策和制度,才能有效、及时地更新照料资源与服务对象,做到实时精准匹配。例如,对于老年人照料补贴问题,通过实地调研发现,以北京为例,目前对于老年人的补贴政策大多为普惠性、低水平的补贴,然而该种补贴并没有很好地解决老年人失能照护问题,往往会因"月底清零"政策出现"月底集中花钱"现象。且多将此补贴用于购买衣物、请小时工等方面,政策导向应着重对切实需要失能照护的老年人进行客观、准确评估后,给予真正需要照料的老年人覆盖其失能护理花费一定比例的补贴,以便"将钱花在刀刃儿上"。

第四,发展老年照料相关产业时,需提高养老产品有效供给,考虑老年人的主观能动性。从产业发展的角度来看,本研究通过数据分析发现,老年人对于一些社会照料服务的需求和利用率较低。而调研中有老年人表示,有一些服务有大量需求但尚无有效供给,形成养老服务供求失衡状况。因此,在发展相关产业时,需做好不同类型照料服务、不同健康状况和家庭资源禀赋等受众群体的需求分析。考虑老年人的主观意愿,着力发展有效需求程度高、利用率较高的服务和产品。考虑到养老服务业的社会属性和经济属性的双重属性,在全面放开养老服务市场、促进养老服务业发展时,可以探索养老设施所有权与经营权分离的方式,进一步盘活政府和企事业单位闲置国有资产,鼓励闲置商业用房、商住公寓等改变为社区居家养老用途。加强对轻资产的社区居家养老服务商应收账款、知识产权、专利技术、股权等抵押融资措施的研究,逐步破解融资难和融资贵的难题。

9.3 创新点

9.3.1 证实社会照料会减轻家庭照料负担、提高老年人的满意度，进一步分类细化社会照料服务，体现中国特色

现阶段，中国正在大力发展社会照料，特别是书中主要探讨的社区居家照料服务。在《2019 年政府工作报告》中也重点提及了"要大力发展养老特别是社区养老服务业"。然而，社区居家照料服务（本研究称为"社会照料"）对于家庭照料和对老年人生活满意度的影响在理论和实证方面尚未得到验证。本研究则通过对社会照料和家庭照料的介入主体、次序、过程和效果的分析，验证了社会照料的介入可以减少对家庭照料者的依赖，从而减轻家庭照料的负担，提高老年人的生活满意度。

研究进一步将社会照料服务区分为医疗护理类照料服务和居家养老类照料服务，修正了以往国际诸多研究和国内研究将两者混为一谈的偏颇。在中国 2018 年机构改革以前，国家卫生计生委和民政部都有关于养老领域发展社区居家养老服务的职能，但两个部门的政策导向、服务领域和工作推进的侧重点大不相同。本研究进一步将社会照料区分为由原卫生计生委负责统筹推进的医疗护理类照料服务和由民政部门负责推进的居家养老类照料服务后，得出两种不同类型的服务对于家庭照料的影响作用有所差异。医疗护理类社会照料对于家庭照料是替代作用，居家养老类社会照料对于家庭照料是补充作用，深化了相关研究，也为两种不同类型的服务提出了不同的政策导向和发展思路。

9.3.2　提出本土化的中国居家老年人家庭－社会照料模型

本研究结合我国文化、养老观念和社会经济发展背景,尝试提出了中国本土化的居家老年人家庭－社会照料模型。为深入认识社会照料服务与家庭照料的关系奠定了理论基础;为今后随着我国社会照料的发展而开展更多的老年照料系统研究提供理论分析框架。也为社会照料资源与家庭照料资源的精准分配提供了政策导向,为中国大力发展社会照料提供理论和实证支撑。

该模型的提出在理论层面丰富了老年照料领域的理论分析框架,深化对中国背景下家庭照料和社会照料关系的认识。现有研究对于老年照料模型的探讨多是基于发达国家的发展情境,根据发达国家中社会照料与家庭照料的关系而构建。然而,中国受传统儒家文化的影响,对孝道文化、传统养儿防老观念更为认同,使得中国与西方社会文化背景具有较大差异。同时,两者的政治制度不同使得政府角色有所差异。中西方或中国与一些华人经济体的养老行业发展成熟度有所差异。因此,发达国家或地区的照料模型并不能完全照搬至中国。本研究提出的本土化的中国居家老年人家庭－社会照料模型融合了中国元素,结合了中国本土化的实践经验和发展情况,可以更加深入了解中国社会发展条件下家庭照料与社会照料的关系。

该模型的提出更加明晰了家庭、社会照料资源的精准匹配和发展方式。通过将社会照料、家庭照料以及老年人分类讨论,更加明晰不同类型的社会照料对家庭照料的影响、社会照料对不同类型家庭的影响以及对于不同类型老年群体的影响。基于此,在发展社会照料的过程中需要针对不同类型的照料服务和不同主体精准匹配照料资源,有所侧重。例如,可以增加医疗护理类服务的专业技术性,打破现有制度藩篱,以此在一定程度上替代家庭照料,释放家庭劳动力。在发展居家养老类社会照料时需要注重与家庭成员互动合作,共同提高照料质量。对于家庭经济资源禀赋较多的家庭而言,可以通过市场逻辑发展相关服务或产品,从而替代家庭照料。对于家庭经济资源禀赋较少、人力资源禀赋较多的家庭,发展社会照料时需要增强与家庭成员的协调、沟通,制订专业服务方案,配合家庭成员,提高照料效率。对于健康状况较好的老年人,可以发展多样化、个性化的社会照料服务和产品,尽可能地满足其照料需求,以此释放家庭劳动力;对于健康状况较差的老年人,在发展社会照料时需注重社会照料服务利用与家庭成员的协同合作,资源共享。

9.3.3　注重解决内生性问题,使研究结果更准确

以往相关研究多运用线性回归来实证分析两者之间的关系,但由于家庭照料与社会照料存在互为因果关系,故产生内生性问题。内生性问题的产生会导致估计结果不准确。

本研究利用联立方程模型对于社会照料对家庭照料的影响进行分析,该方法不仅解决了内生性的问题,使分析结果更加准确可靠,还帮助我们获得了优化的理论模型。

9.3.4　将老年人的主观意愿纳入模型和分析,丰富研究视角,呼应积极老龄观

老年人的主观意愿影响着家庭照料和社会照料资源的匹配。如果不考虑老年人的主观意愿,完全采取自上而下的发展思路,将造成照料资源的错配和浪费,这也是目前很多照料服务供需无法对接的原因。

本研究结合生命历程视角,强调老年人在照料过程中并非被动接受者,而是主观能动的主体,将老年人的主观意愿纳入理论模型构建和实证分析,验证了当下积极老龄观的提出,丰富了老年照料研究中以老年人为核心的研究视角。

9.4　本研究局限与研究展望

一是,在研究范围方面,2016 年中国老年社会追踪调查(CLASS)数据主要针对中国居家老年人具有代表性,其并不能对入住机构的老年人具有代表性。所以,本研究的主要视域范围在社区居家养老服务领域,将社会照料集中于社区居家照料服务,来探讨社区居家照料服务对家庭照料的影响。今后,可进一步探讨机构养老服务对家庭照料的影响。

二是,在研究方法层面,研究对定量研究与定性分析的衔接方面仍存在不足。从总体上看,本研究主要通过定量分析检验研究假设,定性访谈作为补充。本研究的访谈对象虽然尽可能地考虑到性别、城乡、经济水平等差异,但是由于人力、财力等方面的限制,访谈对象仅限于北京地区,对于定量研究的补充作用有限。

三是,在研究内容方面,研究并没有严格意义上地探究不同队列老年人群社会照料对家庭照料影响的异质性。在今后的研究中,可以进一步探讨不同队列老年人群的照料情况,以厘清老年人照料需求的变化对介入过程的影响。本研究对于社会照料的划分仅从实际工作部门角度进行区分。今后,对于社会照料的探讨可以进一步区分基本社会照料服务与非基本社会照料服务,从而可以更加清晰地界定政府和市场边界。

四是,从研究视角上,本研究主要以老年人为中心,通过分析老年人对家庭照料和社会照料的利用探究两者的关系。今后的相关研究可以从供给视角探讨并检验相关结论。

需要说明的是,本研究中社会照料对家庭照料无论是"替代"作用还是"补充"作用,都是一种照料劳动层面的替代或补充,而非探讨背后驱动力的问题。通常而言,如果社会照料在一定程度上减少家庭照料的利用,这并不说明不需要家庭照料或子女不孝,可能家庭成员会在一定程度上给予老年人经济层面的支持。本研究只讨论在照料服务供给方面的效应。因此,对于该问题需要辩证看待。为了更加简明清晰地从操作层面探讨社会照料对家庭照料的影响,鉴于数据的可获得性,本研究较为"粗线条"地依托操作化的处理方式来划分"替代"与"补充"的边界,以此尝试探索两者关系,提出照料模型。今后相关研究可以更为细致地区分和理解"替代"与"补充"的含义并进一步进行实证研究。

参考文献

中文部分

1. 包蕾萍. 生命历程理论的时间观探析[J]. 社会学研究, 2005(4): 120 – 133.

2. 边恕, 黎蔺娴, 孙雅娜. 社会养老服务供需失衡问题分析与政策改进[J]. 社会保障研究, 2016(3): 23 – 31.

3. 曹杨. 中国居家老年人的照料需要满足程度研究[D]. 中国人民大学博士论文, 2018.

4. 陈勃. 人口老龄化背景下城市老年人的社会适应问题研究[J]. 社会科学, 2008(6): 89 – 94.

5. 陈强. 高级计量经济学及 Stata 应用[M]. 高等教育出版社, 2010.

6. 陈欣欣, 董晓媛. 社会经济地位、性别与中国老年人的家庭照料[J]. 世界经济, 2011(6): 147 – 160.

7. 程令国, 张晔, 刘志彪. "新农保"改变了中国农村居民的养老模式吗? [J]. 经济研究, 2013(8): 42 – 54.

8. 戴卫东. 老年长期护理需求及其影响因素分析——基于苏皖两省调查的比较研究[J]. 人口研究, 2011(4):85-93.

9. 丁志宏. 我国农村中年独生子女父母养老意愿研究[J]. 人口研究,2014(4):101-111.

10. 丁志宏,曲嘉瑶. 中国社区居家养老服务均等化研究——基于有照料需求老年人的分析[J]. 人口学刊,2019(2):87-99.

11. 董晓媛. 照顾提供、性别平等与公共政策——女性主义经济学的视角[J]. 人口与发展,2009(6):61-68.

12. 董晓媛. 照料经济、性别平等与包容性增长——中国落实2015后可持续发展目标的思考[J]. 妇女研究论丛, 2015(6): 8-10.

13. 杜鹏,董亭月. 促进健康老龄化:理念变革与政策创新——对世界卫生组织《关于老龄化与健康的全球报告》的解读[J]. 老龄科学研究,2015(12):3-10.

14. 杜鹏,纪竞垚. 久病床前无孝子:传统观念与现实看法[J]. 人口与发展, 2017(5):91-98.

15. 杜鹏,孙鹃娟,张文娟,等. 中国老年人的养老需求及家庭和社会养老资源现状——基于2014年中国老年社会追踪调查的分析[J]. 人口研究, 2016(6):49-61.

16. 杜鹏,王红丽. 老年人日常照料角色介入的差序格局研究[J]. 人口与发展, 2014(5):85-92.

17. 杜鹏,王永梅. 中国老年人社会养老服务利用的影响因素[J]. 人口研究, 2017(3):26-37.

18. 杜鹏. 回顾与展望:中国老人养老方式研究[M]. 团结出版社,2016.

19. 杜鹏. 社会老年学:多学科的视角[M]. 中国人口出版社,2006.

20. 杜鹏. 新时代积极应对人口老龄化发展报告[R]. 2018.

21. 杜鹏. 中国老年人口健康状况分析[J]. 人口与经济, 2013 (6):3 - 9.

22. 范红丽,陈璐. 替代效应还是收入效应?——家庭老年照料对女性劳动参与率的影响[J]. 人口与经济,2015(1):91 - 98.

23. 辜胜阻, 吴华君, 曹冬梅. 构建科学合理养老服务体系的战略思考与建议[J]. 人口研究, 2017(1):5 - 16.

24. 国家统计局. 2017 年国民经济和社会发展统计公报[R],2017.

25. 国家统计局. 2018 年国民经济和社会发展统计公报[R],2018.

26. "国家应对人口老龄化战略研究"课题组. 中国城乡老年人基本状况问题与对策[M]. 华龄出版社,2014.

27. 国务院发展研究中心社会部课题组. 养老服务体系发展的国际经验与中国实践[M]. 中国发展出版社,2019.

28. 胡宏伟, 李延宇, 张澜. 中国老年长期护理服务需求评估与预测[J]. 中国人口科学, 2015(3):79 - 89.

29. 黄建. 农村老年宜居社区建设评价体系研究[J]. 开放导报, 2016 (2):75 - 79.

30. 黄匡时. 供求关系视角下的中国老年照料服务资源分析[J]. 中国人口·资源与环境, 2013(S2):488 - 491.

31. 黄伟伟, 陆迁, 赵敏娟. 社会资本对西部贫困地区农村老年人健康质量的影响路径——基于联立方程模型的中介效应检验[J]. 人口与经济, 2015(5):61 - 71.

32. 纪竞垚. 我国家庭养老观念的现状及变化趋势[J]. 老龄科学研究, 2016(1):60 - 66.

33. 纪竞垚. 我国老年临终关怀政策:反思与前瞻[J]. 社会建设, 2017(5):86 - 93.

34. 纪竞垚. 只有一孩,靠谁养老?——独生子女父母养老意愿及影响因素分析[J].老龄科学研究,2015(8):35-44.

35.纪竞垚.子女对父母的照料时长对其照料表现的影响研究[J].调研世界,2018(2):14-19.

36.纪竞垚.家庭照料对老年人机构养老意愿的影响——基于CLASS数据的实证分析[J].调研世界,2019(1):17-22.

37.蒋承,赵晓军.中国老年照料的机会成本研究[J].管理世界,2009(10):80-87.

38.江克忠,陈友华.亲子共同居住可以改善老年人的心理健康吗?——基于CLHLS数据的证据[J].人口学刊,2016,38(6):77-86.

39.靳永爱,周峰,翟振武.居住方式对老年人心理健康的影响——社区环境的调节作用[J].人口学刊,2017(3):66-77.

40.李兵,张航空,陈谊.基本养老服务制度建设的理论阐释和政策框架[J].人口研究,2015(2):91-99.

41.李德明,陈天勇,李海峰.中国社区为老服务及其对老年人生活满意度的影响[J].中国老年学杂志,2009(19):2513-2515.

42.李建新,刘保中.健康变化对中国老年人自评生活质量的影响——基于CLHLS数据的固定效应模型分析[J].人口与经济,2015(6):1-11.

43.李强,等.生命的历程:重大社会事件与中国人的生命轨迹[M].浙江人民出版社,1999.

44.刘柏惠,寇恩惠.社会化养老趋势下社会照料与家庭照料的关系[J].人口与经济,2015(1):22-33.

45.刘柏惠.我国家庭中子女照料老人的机会成本——基于家庭动态调查数据的分析[J].人口学刊,2014(5):48-60.

46.刘二鹏,张奇林.失能老人子女照料的变动趋势与照料效果分析[J].经济学动态,2018(6):94-107.

47. 刘岚,董晓媛,陈功,等. 照料父母对中国农村已婚妇女劳动时间分配的影响[J]. 世界经济文汇,2010(5):1-15.

48. 刘丽文,杨军. 服务业营运管理[M]. 中国税务出版社,2005.

49. 刘娜,刘长庚. 居民收入提升与家庭照护约束——市场与家庭联立视角下收入差距扩大再探因[J]. 财经研究,2014(7):4-16.

50. 刘西国,刘晓慧. 基于家庭禀赋的失能老人照护模式偏好研究[J]. 人口与经济,2018(3):60-70.

51. 刘晓梅. 我国社会养老服务面临的形势及路径选择[J]. 人口研究,2012(5):104-112.

52. 刘欣. 失能老人正式照料与非正式照料资源整合研究[D]. 西北大学,2014.

53. 刘亚飞,胡静. 谁来照顾老年父母?——机会成本视角下的家庭分工[J]. 人口学刊,2017(5):67-76.

54. 刘一伟. 互补还是替代:"社会养老"与"家庭养老"——基于城乡差异的分析视角[J]. 公共管理学报,2016(4):77-88.

55. 刘中一. "养儿防老"观念的后现代主义解读[J]. 中国农业大学学报(社会科学版),2005(3):86-90.

56. 楼妍,许虹. 居家养老服务与管理[M]. 浙江大学出版社,2017.

57. 陆杰华,张莉. 中国老年人的照料需求模式及其影响因素研究——基于中国老年社会追踪调查数据的验证[J]. 人口学刊,2018(2):22-33.

58. 骆为祥,李建新. 老年人生活满意度年龄差异研究[J]. 人口研究,2011(6):51-61.

59. 吕宝静. 老人照顾:老人、家庭、正式服务[M]. 五南图书出版公司,2001.

60. 吕利丹. 新世纪以来家庭照料对女性劳动参与影响的研究综述

[J]. 妇女研究论丛, 2016(6):109 - 117.

61. 马慧慧. Stata 统计分析与应用[M]. 电子工业出版社,2016.

62. 马焱,李龙. 老年照料与城镇女性发展——基于 2010 年第三期中国妇女社会地位调查的数据分析[J]. 人口与发展, 2014(6):76 - 84.

63. 曼昆. 经济学原理:第 4 版[M]. 北京大学出版社,2006.

64. 齐明珠,徐征. 代际关系的影响因素及如何建立正向的代际关系[J]. 人口与经济, 2003(3):55 - 60.

65. 瞿小敏. 社会支持对老年人生活满意度的影响机制——基于躯体健康、心理健康的中介效应分析[J]. 人口学刊, 2016(2):49 - 60.

66. 卫计委:为 65 岁以上老年人每年免费体检一次. 人民网,2015 年 11 月 13 日,http://politics. people. com. cn/n/2015/1113/c1001 - 27813167. html

67. 施巍巍,罗新录,唐德龙. 福利经济学视角下老年人养老方式的选择决策及影响因素分析——以齐齐哈尔市的三个区为例[J]. 学习与探索, 2015(2):40 - 46.

68. 石玎. 居家养老概念辨析、热点议题与研究趋势[J]. 社会保障研究, 2018 (5):57 - 64.

69. 石智雷,吴志明. 早年不幸对健康不平等的长远影响:生命历程与双重累积劣势[J]. 社会学研究, 2018(3):170 - 196,249 - 250.

70. 石智雷. 多子未必多福——生育决策、家庭养老与农村老年人生活质量[J]. 社会学研究, 2015(5):189 - 215.

71. 石智雷,杨云彦. 家庭禀赋、家庭决策与农村迁移劳动力回流[J]. 社会学研究,2012(3):157 - 181,245.

72. 孙鹃娟,沈定. 中国老年人口的养老意愿及其城乡差异——基于中国老年社会追踪调查数据的分析[J]. 人口与经济, 2017(2):11 - 20.

73. 孙鹃娟. 中国城乡老年人的经济收入及代际经济支持[J]. 人口研究,2017(1):36 - 47.

74. 田北海,王彩云. 城乡老年人社会养老服务需求特征及其影响因素——基于对家庭养老替代机制的分析[J]. 中国农村观察,2014(4):2－17.

75. 童玉芬. 人口老龄化过程中中国劳动力供给变化特点及面临的挑战[J]. 人口研究,2014(2):52－60.

76. 汪润泉. "社会养老"是否淡化了"子女责任"观念[J]. 人口与经济,2016(5):105－113.

77. 王萍,李树茁. 代际支持对农村老年人生活满意度影响的纵向分析[J]. 人口研究,2011(1):44－52.

78. 王一笑. 老年人"养儿防老"观念的影响因素分析——基于中国老年社会追踪调查数据[J]. 调研世界,2017(1):11－17.

79. 王震. 居家社区养老服务供给的政策分析及治理模式重构[J]. 探索,2018(6):116－126.

80. 卫龙宝,储雪玲,王恒彦. 我国城乡老年人口生活质量比较研究[J]. 浙江大学学报(人文社会科学版),2008(6):65－74.

81. 邬沧萍. 提高对老年人生活质量的科学认识[J]. 人口研究,2002(5):1－5.

82. WHO. 关于老龄化与健康的全球报告[R]. 2015.

83. WHO. 中国老龄化与健康国家评估报告[R]. 2016.

84. 夏传玲. 老年人日常照料的角色介入模型[J]. 社会,2007(3):114－141,208.

85. 肖云,随淑敏. 我国失能老人机构养老意愿分析——基于新福利经济学视角[J]. 人口与发展,2017(2):92－99.

86. 熊跃根. 我国城市居家老年人晚年生活满意程度研究——对一项调查结果的分析[J]. 人口与经济,1999(4):49－53.

87. 许传新,陈国华. 城市社区老年人生活照料网的构成及影响因素分析[J]. 人口与发展,2005(3):68－72.

88. 严成樑. 老年照料、人口出生率与社会福利[J]. 经济研究,2018(4):122 - 135.

89. 杨菊华. 数据管理与模型分析:STATA 软件应用[M]. 中国人民大学出版社,2012.

90. 姚远. 血亲价值论:对中国家庭养老机制的理论探讨[J]. 中国人口科学,2000(6):29 - 35.

91. 于长永. 农民"养儿防老"观念的代际差异及转变趋向[J]. 人口学刊,2012(6):40 - 50.

92. 余央央,封进. 家庭照料对老年人医疗服务利用的影响[J]. 经济学(季刊),2018(3):56 - 81.

93. 原新,高瑷. 改革开放以来的中国经济奇迹与人口红利[J]. 人口研究,2018(6):3 - 14.

94. 曾宪新. 居住方式及其意愿对老年人生活满意度的影响研究[J]. 人口与经济,2011(5):93 - 98.

95. 曾毅,顾大男. 老年人生活质量研究的国际动态[J]. 中国人口科学,2002(5):59 - 69.

96. 曾毅,陈华帅,王正联. 21 世纪上半叶老年家庭照料需求成本变动趋势分析[J]. 经济研究,2012(10):134 - 149.

97. 曾毅. 老年人口家庭、健康与照料需求成本研究[M]. 科学出版社,2010.

98. 张波. 中国谁来养老? ——基于中国人养老责任认知及其影响因素分析[J]. 华中农业大学学报(社会科学版),2018(4):105 - 115,176 - 177.

99. 张川川,陈斌开. "社会养老"能否替代"家庭养老"? ——来自中国新型农村社会养老保险的证据[J]. 经济研究,2014(11):102 - 115.

100. 张文娟,纪竞垚. 经济状况对中国城乡老年人生活满意度影响的纵向研究[J]. 人口与发展,2018(5):106-114.

101. 张文娟,李树茁. 子女的代际支持行为对农村老年人生活满意度的影响研究[J]. 人口研究,2005(5):73-80.

102. 张文娟,王东京. 中国老年人口的健康状况及变化趋势[J]. 人口与经济,2018(4):90-102.

103. 张文娟,魏蒙. 城市老年人的机构养老意愿及影响因素研究——以北京市西城区为例[J]. 人口与经济,2014(6):22-34.

104. 张文娟. 儿子和女儿对高龄老人日常照料的比较研究[J]. 人口与经济,2006(6):9-13.

105. 张震. 子女生活照料对老年人健康的影响:促进还是选择[J]. 中国人口科学,2004(S1):31-38,176.

106. 郑功成. 全面理解党的十九大报告与中国特色社会保障体系建设[J]. 国家行政学院学报,2017(6):8-17,160.

107. 郑晓冬,苏保忠,方向明. 子女代际支持对老年人宗教信仰的影响[J]. 人口与发展,2018(1):109-118,126.

108. 周云,封婷. 老年人晚年照料需求强度的实证研究[J]. 人口与经济,2015(1):1-10.

109. 邹佳,周永康. 国内有关生命历程理论的研究综述[J]. 黑河学刊,2013(4):189-192.

英文部分

1. Arnold S B. Measurement of Quality of Life in the Frail Elderly – The Concept and Measurement of Quality of Life in the Frail Elderly[J]. Concept & Measurement of Quality of Life in the Frail Elderly. 1991:50-73.

2. Atul G. Being Mortal[M]. Metropolitan Books. 2015.

3. Ayalon L. Family and Family – like Interactions in Households With-round – the – clock Paid Foreign Carers in Israel [J]. Ageing and Socie-ty. 2009 , 29(5) :671 – 686.

4. Ball M M, Perkins M M, Whittington F J, Hollingsworth C, King S V &Combs B L. Communities of Care: Assisted Living for African American Eld-ers[M]. Baltimore: Johns Hopkins University Press. 2005.

5. Becker G S. A Theory of Social Interactions[J]. Journal of Political E-conomy. 1974 ,82(6) :1063 – 1093.

6. Bolin K, Lindgren B, Lundborg P. Informal and Formal Care Among Single – living Elderly in Europe [J]. Health Economics. 2010 , 17(3) :393 – 409.

7. Bonsang E . Does Informal Care From Children to Their Elderly Parents Substitute for Formal Care in Europe? [J] . Journal of Health Econom-ics. 2009 , 28(1) :143 – 154.

8. Bremer P, Challis D, Hallberg I R, et al. Informal and Formal Care: Substitutes or Complements in Care for People with Dementia? Empirical Evi-dence for 8 European Countries[J]. Health Policy. 2017 , 121(6):613.

9. Burgess E W. ageing in Western Societies. [J]. American Journal of Sociology. 1960 , 26(5) :794.

10. Byrne D, Goeree M S, Hiedemann B, & Stern S. Formal Home Health Care, Informal Care, and Family Decision Making. International Economic Re-view. 2009 ,50(4) :1205 – 1242.

11. Cantor M, Virginia L. ageing and Socialized Care. Handbook of ageing and the Social Sciences[M]. New York: Van Nostrand Reinhold . 1985.

12. Cantor M. Family and Community: Changing Roles in An ageing Soci-ety[J]. The Gerontologist. 1991 ,31(3) :337 – 346.

13. Cantor M. Neighbors and Friends: An Overlooked Resources in the Informal Support System[J]. Research on ageing. 1979 ,1(4): 434 – 463.

14. Carmichael F, Charles S. The Opportunity Costs of Informal Care: Does Gender Matter? [J]. Journal of Health Economics. 2003 , 22(5):781 – 803.

15. Caspi A, Elder G H. Life Satisfaction in Old Age: Linking Social Psychology and History[J]. Psychology & ageing. 1986 , 1(1):18 – 26.

16. Chappell N, Blandford A. Informal and Formal Care: Exploring the Complementarity [J]. Ageing and Society. 1991 , 11(3):299 – 317.

17. Charles K K, Sevak P. Can Family Caregiving Substitute for Nursing Home Care? [J]. Journal of Health Economics. 2005 , 24(6):1174 – 1190.

18. Christianson J B. The Evaluation of the National Long Term Care Demonstration[J]. Health Service Research. 1988 ,23(1):99 – 117.

19. Clark R E, Xie H, Adachimejia A M, et al. Substitution Between Formal and Informal Care for Persons with Severe Mental Illness and Substance Use Disorders. [J]. Journal of Mental Health Policy & Economics. 2001 , 4(3):123.

20. Coe N B, Van Houtven C H. Caring for Mom and Neglecting Yourself? The Health Effects of Caring for an Elderly Parent [J]. Health Economics. 2009, 18(9):991.

21. Cohen M A, Miller J & Weinrobe M. Patterns of Informal and Formal Caregiving among Elders with Private Long – term Care Insurance[J]. Gerontologist. 2001 ,41(2):180 – 187.

22. Cox D, Jakubson G. The Connection between Public Transfers and Private Interfamily Transfers[J]. Journal of Public Economics. 1995 ,57(1): 129 – 167.

23. Diener E, Suh E. Measuring Quality of Life: Economic, Social, and Subjective Indicators[J]. Social Indicators Research. 1997 ,40 (1 –2): 189 – 216.

24. Do Y K, Norton E C, Stearns S et al. , Informal Care and Caregiver's Health[R]. National Bureau of Economic Research, 2013.

25. Dumont S, Fillion L, Gagnon P & Bernier N A. New Tool to Assess Family Caregivers' Burden During End – of – life Care. Journal of Palliative Care. 2008 ,24(3): 151.

26. Dwyer J, Coward R T. A Multivariate Comparison of the Involvement of Adult Sons Versus Daughters in the Care Impaired Parents[J]. Journal of Gerontology: Social Science. 1991 ,46: S259 – 269.

27. Elder G H, Jr. The Life Course and Human Development. In R. M. Lerner (Ed.), (5 th ed.). Handbook of Child Psychology: Theoretical Models of Human Development [M]. New York: Wiley and Sons. 1998.

28. Ettner S L. The Impact of "Parent Care" on Female Labor Supply Decisions [J]. Demography. 1995 , 32(1):63 –80.

29. Ettner S L. The Opportunity Costs of Elder Care[J]. Journal of Human Resources. 1996 , 31(1):189 –205.

30. Fahey T. Quality of Care for Elderly Residents in Nursing Homes and Elderly People Living at Home: Controlled Observational Study[J]. BMJ. 2003 , 326(7 389):580.

31. Finch J, Mason J. Negotiating Family Responsibilities [M]. London: Routledge. 1993.

32. Floro M S. Economic Restructuring, Gender and the Allocation of Time [J]. World Development. 1995 , 23(11):1913 –1929.

33. Gannon B, Davin B. Use of Formal and Informal Care Services among

Older People in Ireland and France [J]. European Journal of Health Economics. 2010 ,11(5):499 – 511.

34. García J R, Prieto – Flores M & Rosenberg M W. Health Services Use by Older People with Disabilities in Spain: Do Formal and Informal Care Matter? [J]. Ageing and Society. 2008 ,28(7):959 – 978.

35. Gaughan J , Gravelle H , Siciliani L . Testing the Bed – Blocking Hypothesis: Does Nursing and Care Home Supply Reduce Delayed Hospital Discharges? [J]. Health Economics. 2015 , 24(S1):32 – 44.

36. Gladstone J, Wexler E. Exploring the Relationships between Families and Staff Caring for Residents in Long – term Care Facilities: Family Members' Perspectives[J]. Canadian Journal on ageing. 2002 , 21:39 – 46.

37. Granovetter M. The Strength of Weak Ties[J]. American Journal of Sociology. 1973 ,78(6):1360 – 1380.

38. Greene V L. Substitution between Formally and Informally Provided Care for the Impaired Elderly in the Community[J]. Medical Care. 1983 , 21(6):609 – 619.

39. Gubrium J F. Family Responsibility and Caregiving in the Qualitative Analysis of the Alzheimer's Disease Experience[J]. Journal of Marriage and Family. 1988 , 50(1):197 – 207.

40. Hanaoka C, Norton E C. Informal and Formal Care for Elderly Persons: How Adult Children's Characteristics Affect the Use of Formal Care in Japan [J]. Social Science & Medicine. 2008 , 67(6):1002 – 1008.

41. Hyde J, Perez R & Reed P S. The Old Road is Rapidly ageing: A Social Model for Cognitively and Physically Impaired Elders in Assisted Living's Future. InS. M. Golant, & J. Hyde (Eds.), The Assisted Living Residence: A Vision for the Future[M]. Baltimore: Johns Hopkins University Press. 2008.

42. Jacobs M, Van Tilburg T, Groenewegen P & Broese Van G M. Linkages between Informal and Formal Caregivers in Home Care Networks of Frail Older Adults[J]. Ageing and Society. 2016 ,36(8): 1604 – 1624.

43. Janowitz B S. An Analysis of the Impact of Education on Family Size [J]. Demography. 1976 , 13(2):189 – 198.

44. Jaracz K, Grabowska – Fudala B, Kozubski W. Caregiver Burden After Stroke:Towards A Structural Model[J]. Neurol. Neurochir. Pol. 2012 ,46 (3): 224 –232.

45. Jimenez M S,Prieto C V. The Trade – off between Formal and Informal Care in Spain[J]. European Journal of Health Economics. 2012 ,13 (4): 461 –490.

46. Johnson R W, Lo Sasso A T. Balancing Retirement Security with the Needs of Frail Parents: Caregiving, Financial Transfers, and Work by Women at Midlife[J]. North American Actuarial Journal. 2001 , 5(1):104 – 108.

47. Kemp C L , Ball M M , Perkins M M . Convoys of Care: Theorizing Intersections of Formal and Informal Care[J]. Journal of ageing Studies. 2013 , 27(1):15 –29.

48. Langa K M , Chernew M E , Kabeto M U , et al. Home Health Care in the 1990 s[J]. Medical Care. 2001 , 39(2):147 – 157.

49. Li Y, Chi I. Correlates of Physician Visits Among Older Adults in China: the Effects of Family Support[J]. Journal of ageing & Health. 2011 , 23 (6):933 – 953.

50. Li L W. Longitudinal Changes in the Amount of Informal Care among Publicly Paid Home Care Recipients [J]. Gerontologist. 2005 , 45 (4): 465 –473.

51. Litwak E. Helping the Elderly: The Complementary Roles of Informal

Networks and Formal Systems[M]. New York: Guildford Press. 1985.

52. Litwin H, Attias – Donfut C. The Inter – relationship between Formal and Informal Care: A Study in France and Israel[J]. Ageing and Society. 2009,29(1):71 –91.

53. Liu K, Manton K G, Aragon C. Changes in Home Care Use by Disabled Elderly Persons:1982 – 1994[J]. Journal of Gerontology B: Psychological Sciences Social Sciences . 2000 ,55 (4):S245 – S253.

54. Logan J R. Bian F. Family Values and Coresidence with Married Children in Urban China [J]. Social Forces. 1999 ,77(4):1253 – 1282.

55. Mair C A,Chen F & Liu G et al. , Who in the World Cares? Gender Gaps in Attitudes toward Support for Older Adults in 20 Nations[J]. Social Forces. 2016 ,95(1):411 –439.

56. Martin M A. Situating "Home" at the Nexus of the Public and Private Spheres: Ageing, Gender and Home Support Work in Canada[J]. Current Sociology. 2007 ,55(2): 229 –249.

57. Martire L M, Stephens M A P & Atienza A A. The Interplay of Work and Caregiving: Relationships between Role Satisfaction, Role Involvement, and Caregivers' Well – being [J]. Journals of Gerontology. 1997 , 52 (5):S279.

58. McMaughan M D K, Ohsfeldt R L, Miller T R & Phillips C D. The Relationship between Formal and Informal Care among Adult Medicaid Personal Care Services Recipients[J]. Health Services Research. 2012 ,47(4):1642 – 1659.

59. Motel K A, Welfare States Do Not Crowd Out the Family: Evidence for Mixed Responsibility from Comparative Analyses[J]. ageing and Society. 2005 , 25(6):863 –882.

60. Nan L, Walter M E &John C V. Social Resources and Strength of Ties: Structural Factors in Occupational Status Attainment [J]. American Sociological Review. 1981 ,46(4):393 – 405.

61. Nordberg G, Von S E, Kareholt I, Johansson L & Wimo A. The Amount of Informal and Formal Care among Non – demented and Demented Elderly Persons – results from a Swedish Population – based Study[J]. International Journal of Geriatric Psychiatry. 2005 , 20(9):862 – 871.

62. Parsons T. The Social System [J]. American Sociological Review. 1951, 56(3):499 – 502.

63. Penning M J. Receipt of Assistance by Elderly People: Hierarchical Selection and Task Specificity[J]. Gerontologist. 1990 ,30(2):220 – 227.

64. Perkins M M, Ball M M, Whittington F J, et al. Manageing the Care Needs of Low – income Board – and – care Home Residents: A Process of Negotiating Risks[J]. Quality Health Research, 2004 , 14(4):478 – 495.

65. Perkins M M, Ball M M, Whittington F J, et al. Relational Autonomy in Assisted Living: A Focus on Diverse Care Settings for Older Adults [J]. J ageing Study. 2012 , 26(2):214 – 225.

66. Robert C. Atchley, Amanda S. Barusch,曾焕裕(翻译). 社会老年学 [M],新加坡商亚洲圣智学习国际出版有限公司,2012.

67. Simon C, Kumar S, Kendrick T. Cohort Study of Informal Carers of First – time Stroke Survivors: Profile of Health and Social Changes in the First Year of Caregiving[J]. Social Science & Medicine. 2009 , 69(3):404 – 410.

68. Siqueira C L, Arruda E F, Bahiense L, et al. Long – term Integrated Surgery Room Optimization and Recovery Ward Planning, with A Case Study in the Brazilian National Institute of Traumatology and Orthopedics (INTO) [J]. European Journal of Operational Research. 2016 , 264(3):870 – 883.

69. Sixma H. Quality of Care from the Perspective of Elderly People：the QUOTE – Elderly Instrument［J］. Age and Ageing. 2000，29(2)：173 – 178.

70. Stoller E P. Formal Services and Informal Helping：The Myth of Service Substitution［J］. Journal of Applied Gerontology. 1989，8(1)：37 – 52.

71. Suanet B. Informal and Formal Home – care Use among Older Adults in Europe：Can Cross – national Differences be Explained by Societal Context and Composition?［J］. Ageing & Society. 2012，32(3)：491 – 515.

72. Sun Z, Guerriere D N, De O C, et al. Does Informal Care Impact Utilisation of Home – based Formal Care Services among End – of – life Patients? A Decade of Evidence from Ontario, Canada［J］. Health & Social Care in the Community, 2018，27(2)：437 – 448.

73. Swinkels J C, Suanet B, Deeg D J H, & Broese Van Groenou M I. Trends in the Informal and Formal Home – care Use of Older Adults in the Netherlands between 1992 and 2012［J］. Ageing and Society. 2016，36(9)：1870 – 1890.

74. Torbica A, Calciolari S, Fattore G. Does Informal Care Impact Utilization of Health Care Services? Evidence from a Longitudinal Study of Stroke Patients［J］. Social Science & Medicine. 2015，124(1)：29 – 38.

75. United Nations Population Division, World Population Prospects：The 2012 Revision［R］. New York：United Nations, 2012.

76. Van C C, De Boer A H, Iedema J. Are Informal Caregivers Less Happy than Noncaregivers? Happiness and the Intensity of Caregiving in Combination with Paid and Voluntary Work［J］. Scand. J. Caring Sci. 2013，27(1)：44 – 50.

77. Van D B B, Brouwer W B, Koopmanschap M A. Economic Valuation of Informal Care. An Overview of Methods and Applications［J］. Eur. J.

Health Economy. 2004 ,5(1):36 – 45.

78. Van D B B, Spauwen P. Measurement of Informal Care: An Empirical Study into the Valid Measurement of Time Spent on Informal Caregiving[J]. Health Economics, 2010 , 15(5):447 – 460.

79. Van Houtven C H , Coe N B & Skira M M . The Effect of Informal Care on Work and Wages[J]. Journal of Health Economics. 2013 , 32(1): 240 – 252.

80. Van Houtven C H, Norton EC. Informal Care and Health Care Use of Older Adults [J]. Journal of Health Economics. 2004 , 23(6):1159 – 1180.

81. Wakabayashi C, Donato K M. Does Caregiving Increase Poverty among Women in Later Life? Evidence from the Health and Retirement Survey[J]. J Health Soc Behavior, 2006 , 47(3):258 – 274.

82. Ward G C, Marshall V W. Reconceptualizing the Relation – ship between "Public" and "Private" Elder Care[J]. Journal of ageing Studies. 2003 , 17(2):189 – 208.

83. Zissimopoulos J. Resource Transfers to the Elderly: Do Adult Children Substitute Financial Transfers for Time Transfers [R]. Rand Working Paper. 2001.

后　记

我从 2014 年开始正式学习、研究老年学。很多人问起我的专业，当我回答"老年学"时，几乎无一例外所有人都表示惊讶："竟然还有老年学这个专业?!"是的，老年学确实是一门独立的学科，且随着积极应对人口老龄化上升为国家战略，老年学越来越成为"显学"。很幸运地，我赶上了这样的时代。更幸运地，我遇到了中国人民大学老年学研究所，遇到了我的导师杜鹏老师。在杜老师的悉心教导下，我逐渐从学生身份过渡到工作者身份，从"学术小白"成长为独立的研究者，从对生活、对社会懵懂无知到尝试着独当一面。唯有感恩。

一路走来，得到的帮助太多。何德何能，得到黄石松老师、刘守英老师、陆杰华老师等学术大佬的帮助，在我的学术之路上指点迷津，也给我的生活带来无私帮助。每一位学术大佬都有他们的社会职务，如主任、主委、书记、院长、教授等，但我更习惯于称他们为"老师"，师者，所以传道授业解惑也，他们或许承担着更为重要的社会职务，但对于我而言，他们是我的领路人，是好老师，是我一生感激的人。

独行者快，众行者远。无论是在学生时代做学术研究还是工作后做政策研究,都受到了来自学校和单位的老师、领导、师姐们的指导。在此,我要感谢中国人民大学老年所的老师们和师姐们,是他们的付出让我体验到了老年学科的精妙。我要感谢国家发改委社会发展研究所的领导和同事们,他们给我的研究提出了很多很宝贵的建议。

最后,感恩一路上支持我的父母和爱人,也要感念当初下决心攻读老年学博士学位,现今沉浸在工作海洋中的自己。一千多个日日夜夜,关注老龄问题、研究老龄理论与实践,兴趣至此,甘之如饴。

纪竞垚

于国宏大厦 B 座 1303 室

2019 年 11 月 19 日